Daniel Maurin

Les secrets
de santé et bien-être de
Sainte Hildegarde
de Bingen

LaVence

Daniel **Maurin**

Les secrets
de santé et bien-être de
Sainte Hildegarde
de ßingen

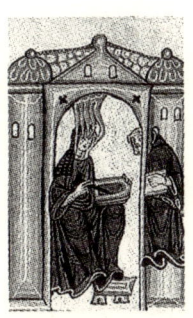

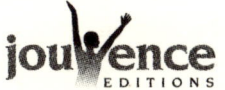

Extraits du catalogue Jouvence

La méthode Kousmine (n.e.), Fondation du Dr Catherine Kousmine, 2011

Oser être soi (n.e.2), Eva Arkadi, 2011

Victime, bourreau ou sauveur : comment sortir du piège ? (n.e.), Christel Petitcollin, 2011

Guide de sexualité tantrique (n.e.), Sunyata Saraswati et Bodhi Avinasha, 2011

Les fabuleux pouvoirs des accords toltèques, Patrice Ras, 2010

Pratique de la voie toltèque, Don Miguel Ruiz, 2010

La maîtrise de l'amour (n.e.), Don Miguel Ruiz, 2009

Aucune rencontre n'arrive par hasard (n.e.), Kay Pollak, 2008

Catalogue gratuit sur simple demande

ÉDITIONS JOUVENCE
France : BP 90107 – 74 161 st Julien en Genevois CEDEX
Suisse : CP184 – 1233 Bernex/Genève
Mail : info@editions-jouvence.com
Site : **www.editions-jouvence.com**

© Copyright 2012, Éditions Jouvence
ISBN 978-2-88353-635-7

Illustrations intérieures : Fotolia © JENNY SOLOMON, p. 15, 27, 43, 61, 87, 137 ; © Yuri Arcurs, p. 15 ; © Tomo Jesenicnik, p. 27 ; © dell, p. 43 ; © Amir Kaljikovic, p. 61 ; © Rido, p. 87 ; © HR, p. 137.

Maquette de couverture: Dynamic 19, Thonon-les-Bains (74)

Mise en page : Caroline Delavault

Tous droits de traduction, reproduction et adaptation réservés pour tous pays.

Sommaire

Préface 9
Introduction 11

Chapitre 1
Vers une santé totale 15

Chapitre 2
L'homme debout 27

Chapitre 3
Une nourriture… céleste ! 43

Chapitre 4
La joie de jeûner 61

Chapitre 5
La guérison intérieure 87

Chapitre 6
Les pierres précieuses 137

Conclusion 151
Bibliographie 155
Du même auteur 157

Abréviations

De manière à ne pas surcharger le livre de notes, nous avons adopté des références simplifiées :

- La référence « p. » suivie d'un chiffre indique la page du « *Livre des œuvres divines* », publié chez Albin Michel.
- La référence « Père p. » indique la page du livre Ph1 où se trouve l'exposé du Père Alphonse Berkmüller de Munich, Dr en médecine et en théologie, sur les « *Aspects de la médecine d'Hildegarde* ».
- Vit. merit. signifie « Vita meritorum ».
- Ph1 veut dire 1er tome de « *Physica* » par Jérôme Millon.
- La mention « Dr, p. », est une référence aux travaux des médecins allemands, auteurs du livre : « *La médecine de Sainte Hildegarde* », aux éditions Résiac.
- Les autres codes (CC, PL) se réfèrent à d'autres parties de ses œuvres.

*Aux médecins du corps et de l'âme
et à tous ceux qui cherchent
une santé complète,
pour vivre un ciel sur la terre.*

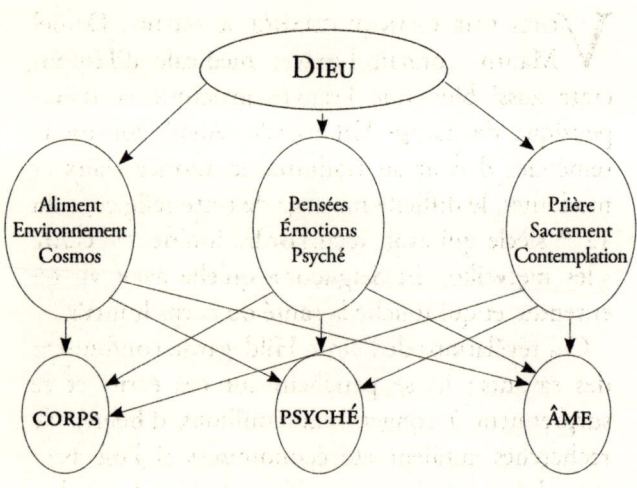

Préface

Voici une grande chance à saisir ! Daniel Maurin connaît l'œuvre médicale d'Hippocrate aussi bien que l'œuvre mystique et thérapeutique de Sainte Hildegarde. Aussi doit-on le remercier d'avoir su traduire, en termes clairs et modernes, le difficile message de cette religieuse du 12ème siècle qui avait reçu l'ordre intérieur d'écrire « les merveilles du Seigneur » qu'elle avait vu ou entendu, et qui touche la santé du corps humain.

Ces révélations de Sainte Hildegarde confondent des savants ; ils se penchent sur ces écrits et se surprennent à songer : des millions d'heures de recherches auraient été économisées si l'on avait consulté ces parchemins oubliés pendant des siècles.

Le livre de Daniel Maurin arrive donc à point pour faire la jonction entre la préoccupation spirituelle qui se fait jour actuellement dans tous les milieux et la nécessité de sauvegarder, ou de rétablir, ce don merveilleux qu'est la santé du corps, le « Temple de l'Esprit Saint ».

Les chrétiens qui connaissent Daniel Maurin par ses solides écrits sur l'oraison du cœur ne seront pas surpris de ce nouveau livre où s'allie l'aspect mystique qui leur est familier et les satisfait d'emblée, et un souci plus terre à terre, certes, mais qu'ils ont tendance à négliger ou à écarter : celui de la préservation de la santé physique.

Ceux qui cherchent dans d'autres voies, parfois dangereuses, trouveront ici des approfondissements inédits et sûrs, qui élargiront leurs vues dans ce domaine. Si, en outre, ils vivent dans l'espoir d'un troisième millénaire plus harmonieux, ils puiseront dans ce livre une grâce intérieure capable de répondre à leur soif de santé du corps et de l'âme.

On ne peut attribuer au hasard le fait qu'en ce début du 21ème siècle, Daniel Maurin soit un naturopathe et qu'il soit en même temps un croyant.

Jean-Pierre **Geffroy**

Introduction

*J'ai contemplé dès mon enfance
de grandes merveilles…*
Sainte Hildegarde

Voici près de neuf cents ans, en 1098, naissait à Bermersheim, près de Mayence en Allemagne, une petite fille douée de dons exceptionnels, lui permettant de recevoir à livre ouvert les secrets du ciel. Dès l'âge de quatre ans, n'avait-elle pas décrit avec précision les particularités étranges d'un veau dans le ventre de sa mère ? La vérification des faits à la naissance alerta son entourage sur ses dispositions hors du commun.

Devenue religieuse, puis abbesse bénédictine à trente-huit ans, elle reçut alors des « visions » qui prirent une telle dimension qu'elle dut s'en ouvrir à ses confesseurs qui lui demandèrent de les rédiger.

Qu'y avait-il donc de si urgent et de si fondamental à écrire ? Nous le découvrons aujourd'hui, avec près d'un millénaire de recul, tant il semble manifeste que certaines de ces révélations nous étaient destinées, surtout en ce qui concerne la médecine.

Cette partie de « l'œuvre divine » rédigée par notre moniale disparut pratiquement pendant huit cent ans, avant d'être « redécouverte » au 19ème siècle. Voici quarante ans, des médecins allemands, les docteurs Hertzka et Strehlow, décidaient de mettre en application les conseils diététiques de Sainte Hildegarde et d'utiliser ses remèdes pour soigner divers troubles, en particulier les redoutables maladies de civilisation…

Leurs succès furent si convaincants qu'ils rédigèrent plusieurs ouvrages pour faire partager leurs découvertes au monde entier. Ils disposaient désormais d'une médecine particulièrement adaptée à l'homme moderne, à la fois carencé et surchargé par une alimentation inadéquate, en recherche de remèdes dépourvus d'effets secondaires nocifs.

Pourquoi ce livre ?

Il est l'aboutissement d'une recherche de plus de vingt ans… Étudiant en médecine, j'avais été séduit par la doctrine pénétrante d'Hippocrate, qui recherchait par delà les symptômes « la cause de la cause » et déclarait que « la santé parfaite n'est rien d'autre que la sympathie universelle ».

Parallèlement, je découvrais avec émerveillement les grands « mystiques » chrétiens, en particulier les maîtres du Carmel (Sainte Thérèse d'Avila, Saint Jean de la Croix, Sainte Thérèse de Lisieux), qui inspirèrent mes ouvrages sur l'oraison du cœur. Restait à établir la « corrélation » *entre santé et spiritualité* : ce fut l'apport précieux de Sainte Hildegarde. Si « l'oraison du cœur » permettait de « descendre » dans les profondeurs de l'être et d'y accueillir des guérisons intérieures, le corps devait aussi participer à « l'expérience de Dieu » : grâce à un « sang pur », des humeurs douces et une belle « viridité », il pouvait devenir « un temple » digne d'accueillir la plénitude de la vie.

Retour aux sources

Sainte Hildegarde nous donne cette vision de l'homme total (corps esprit et âme), en nous conduisant *aux sources de la santé*. Elle nous enseigne que nous ne pouvons « tenir debout » et vivre en pleine santé sans harmoniser les divers courants de notre vie : l'environnement, le corps (en particulier la nourriture), l'esprit (la psyché, les émotions…), l'âme, en relation équilibrée avec le cosmos et notre Créateur. Un tel système global représente une clef d'or pour l'homme moderne, si morcelé par une culture matérialiste et si assoiffé de recouvrer son unité intérieure.

Le but du présent ouvrage est de donner un panorama d'ensemble de l'œuvre médicale de Sainte Hildegarde, afin de faire partager au lecteur les trésors de santé et les secrets révélés par le ciel pour goûter la joie de vivre. Une trilogie, *Une médecine tombée du ciel* (voir bibliographie), traite avec plus de détail de la prévention (tome 1), des remèdes (tome 2) ou de la vie psycho-spirituelle (tome 3).

Dans ce présent ouvrage, nous commencerons par définir le concept de *santé totale,* avant d'aborder « l'homme debout », l'alimentation qui le sustente et le jeûne qui le purifie, « la guérison intérieure », pour terminer sur un joyau : « les pierres précieuses ».

Notre amie nous propose de nous faire découvrir un autre visage de la santé, expression d'une *plénitude d'être* qui jaillit de sources fécondes, pour produire une surabondance de fruits délicieux, pour soi-même et pour toute la création.

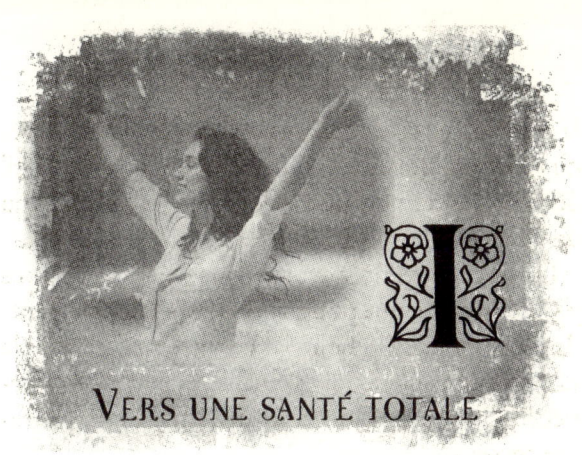

VERS UNE SANTÉ TOTALE

La santé… constitue l'un des droits fondamentaux
de tout être humain.
O. M. S.

« Bonne année, bonne santé ! », tel est le vœu le plus ardent qui s'élève dans le cœur de tous les hommes, le jour du Nouvel An, en direction des êtres chers, un vœu qui exprime le bien le plus précieux que l'on puisse posséder : une bonne santé…

Celle-ci est le principal fondement de notre succès, de notre bien-être et de notre épanouissement. Elle est si naturelle que le bien-portant ne la remarque même pas ; par contre, son opposé, la maladie, est le fléau le plus mutilant de la vie humaine, amenant souffrance, angoisse et désespoir. Combien de personnes engloutiraient toute leur fortune pour se guérir de tel mal incurable et recouvrer la santé ?

Une plante délicate...

Certes, au cours des âges, les idées dans le domaine de la santé ont grandement évolué : l'irruption de la pensée scientifique au XVIIIème siècle et l'explosion technologique du XXème ont amené un total bouleversement des conceptions médicales, au point que certains principes considérés jadis comme essentiels se trouvent aujourd'hui ensevelis dans les dédales du temps et rangés au rebut des antiquités.

Un formidable arsenal thérapeutique s'est développé comme un gigantesque champignon qui bouscule dans sa croissance toute la flore variée des remèdes ancestraux, si bien que l'énorme structure mise en place pour écraser la maladie, ne se soucie plus guère de la croissance délicate de la plante de la santé ! Grâce à des moyens d'attaque et de défense formidables, la santé ne consiste plus qu'en maladies à dépister et à vaincre, à coups de pilules, rayons, bistouris...

Cependant, nombreux sont les médecins qui se rendent compte de l'infortune d'une médecine qui s'occupe davantage des maladies que des malades, de la technique médicale que de la rencontre avec des êtres blessés, dans leur riche complexité. Ces médecins cherchent une conception plus humaine d'une science qui doit avant tout *rester un art, et même un art sacré.*

À la rencontre du malade

Dans cette nouvelle perspective, la tendance analytique du diagnostic visant à isoler une maladie s'ouvre vers *une approche globale du malade,* perçu dans son intégrité et dont on cherche à personnaliser le traitement. L'effort ne se porte plus tellement sur le traitement de symptômes, mais sur la guérison de personnes possédant une histoire unique.

Ce point de vue holistique cherche davantage à consolider « le terrain » et se préoccupe surtout de renforcer la santé, pour avoir moins de maladies à soigner ! L' O.M.S. (Organisation Mondiale de la Santé), a bien mis en évidence la nécessité d'une telle orientation lorsqu'elle déclare :

« La santé est un état de complet bien-être physique, mental et social, ne consistant pas seulement en l'absence d'infirmité ou de maladie. (...) La possession du meilleur état de santé qu'il est capable d'atteindre constitue l'un des droits fondamentaux de tout être humain. »

Malheureusement, la médecine actuelle, débordée par la lutte sans merci contre la multiplicité et la complexité des maladies de l'époque, se compliquant des troubles engendrés par les thérapeutiques elles-mêmes, n'a plus le temps de prendre soin de la santé ; le médecin devient un spécialiste de la maladie et non plus un artisan de santé.

Les Anciens ont beaucoup à nous apprendre à ce sujet : les Chinois ne payaient leur médecin que s'ils n'étaient pas malades ! Par contre, la maladie, considérée comme un échec, faisait perdre toute confiance dans le praticien qui n'avait pas su l'empêcher d'apparaître.

Mieux vaut prévenir que guérir

Les praticiens de l'Antiquité attachaient beaucoup plus d'importance à la prévention qu'à la cure et s'accordaient un temps précieux pour œuvrer à la préservation et à la conservation de la vie dans une heureuse et paisible vieillesse, au terme de laquelle « on s'éteint comme une lampe qui a épuisé son huile. » Nous sommes loin du sort réservé trop souvent aujourd'hui à nos vieillards, confinés dans une condition parfois bien triste de dépendance sociale et thérapeutique.

On répondra que le temps de vie moyen a considérablement augmenté, ce qui confirme le succès de la science médicale. Il convient cependant de tenir compte de l'amélioration de l'hygiène, des conditions de vie et de la chute de la mortalité infantile. Pour ce qui concerne l'aspect non plus quantitatif, mais qualitatif, nous pourrions nous poser sérieusement la question des « progrès » réalisés. Pour reprendre une expression bien connue, « il ne suffit pas de rajouter des années à la vie, il faut aussi rajouter de la vie aux années ».

Les peuples qui cultivent les valeurs positives de santé et de longévité, tels les Hounzas dans l'Himalaya, ne connaissaient pas la maladie avant l'intrusion des « bienfaits » de la civilisation moderne... Vivant dans le respect des lois de la nature, ils jouissent d'une résistance, d'une joie de vivre et d'une longévité exceptionnelles.

De même qu'il n'est pas suffisant de chasser les ténèbres pour créer la lumière, il ne suffit pas de chasser la maladie pour construire la santé. C'est toute la philosophie de la prévention qui s'exprime par ce proverbe bien connu : « Mieux vaut prévenir que guérir ». Allumons d'abord la lumière de la santé en l'homme et les ténèbres de la maladie disparaîtront comme par enchantement !

La question qui nous vient à l'esprit est de savoir où se trouve *la racine de la santé dans l'être humain,* et s'il y a un moyen d'y verser quotidiennement l'eau nourricière dont elle a besoin. Ainsi, les différents aspects de la personne pourront s'épanouir en pleine harmonie.

Des lois biologiques rigoureuses

Or, cette harmonie qui maintient la cohérence et la stabilité du milieu intérieur est-elle fruit du hasard ? Ainsi que le dit Claude Bernard, « *la constance du milieu intérieur est la condition de la vie libre* » ; cette constance vitale est appelée « homéostasie », concept ainsi décrit dans son *Introduction à la médecine expérimentale* : « *Tous les mécanismes vitaux, quelque variés qu'ils soient, n'ont toujours qu'un but, celui de maintenir l'unité des conditions de la vie dans le milieu intérieur.* »

Cette homéostasie est un processus d'une telle acuité qu'on est obligé d'admettre l'existence d'un « pouvoir organisateur », permettant de faire fonctionner le tout en fonction des parties constitutives, comme l'exprime le docteur Ménétrier dans *La Médecine des fonctions* :

« *Si l'on admet avec nous, et avec bien d'autres, l'ambivalence d'un ordre et d'un désordre, si l'on convient d'une tendance organique à l'ordre, d'une faculté physique et psychique à s'opposer à l'inertie naturelle des choses, si l'on reconnaît à l'esprit et à l'âme les pouvoirs de transcender la matière vivante, le caractère essentiel de l'homme est sa conscience... Notre vie est signifiée par notre conscience et toutes les forces vivantes tendent à lui donner ou à lui maintenir un pouvoir immanent sur notre contingent.* »

Ainsi, *de la qualité de la conscience dépend la qualité de la physiologie :* un esprit clair, apaisé, cohérent, génère des influences de même nature dans le corps, qui répond par un fonctionnement harmonieux. La relation étroite qui les unit s'effectue par l'intermédiaire du système hypothalamo-hypophysaire où les impulsions neuroniques se transforment en hormones, qui commandent à leur tour à l'ensemble de l'économie du corps. Une bonne corrélation psychosomatique dépend donc du fonctionnement harmonieux d'un ensemble de lois précises et rigoureuses. Comme le soulignait Alexis Carrel, *« les lois biologiques qui structurent la santé sont aussi inexorables que celles qui gouvernent le monde sidéral »*.

Pour les Anciens, la santé était le résultat de l'obéissance aux grandes lois naturelles, et la maladie la conséquence de leur violation. Elle n'était jamais le fruit du hasard, comme l'idée en est répandue aujourd'hui ; il existait une science de la santé qui consistait à s'accorder à la Loi…, au dessein même du Créateur sur sa création.

Si les plantes et animaux sauvages n'ont pas besoin de médecin parce qu'ils agissent conformément à la nature et ne contractent pratiquement pas de maladies (en milieu naturel non pollué), l'être humain est la seule créature qui peut choisir d'obéir ou non à l'ordre divin, et cette liberté qu'il possède en propre dépasse la « loi naturelle » elle-même pour nous conduire dans la « Loi surnaturelle ».

Si, pour une planète, l'application de la loi gravitationnelle suffit à lui conférer la courbe de sa trajectoire dans le ciel, pour les règnes végétal et animal, les lois sont plus complexes : les fleurs connaissent l'art de se parer de couleurs éclatantes et d'exhaler de suaves parfums pour attirer les insectes pollinisateurs vers le centre de leur corolle où elles cachent leur perle de nectar ; l'oiseau sait faire son nid à temps et où il faut, élever ses petits, les nourrir, les protéger et entreprendre, au moment opportun, les grandes migrations à travers les continents : toute palpitation de vie dans l'écosystème obéit sans résistance au flot de l'évolution cosmique.

De l'animal... à l'homme

Pour l'être humain cependant, il n'est pas suffisant de suivre les lois naturelles, comme c'est le cas pour les animaux ; les tentatives pour ramener l'homme à un « animal évolué » sont mutilantes et rabaissent la dignité humaine. C'est le grand piège de notre époque matérialiste de nous avoir confinés dans les étroites limites de ce que la science peut observer et comprendre. Notre intellect est en effet limité à la connaissance « rationnelle », celle du rapport entre les phénomènes. Pour ce qui est de pénétrer dans l'essence des choses, le « monde des causes », il convient de faire appel à des facultés plus profondes et plus intérieures, que l'on nomme parfois « intuition » ou « cognition ».

Pour l'homme qui possède la liberté, la loi naturelle ne peut tout expliquer, en raison de cette dimension privilégiée qui lui est propre parmi toutes les créatures : être créé à « l'image et ressemblance » de Dieu.

Ceci n'est pas anodin, mais entraîne des conséquences d'une immense portée quant à notre destinée propre. Notre histoire ne se confine pas à la conformité « inéluctable » à la loi naturelle, elle appelle une réponse qui engage totalement notre liberté. Notre âme, cette « étincelle divine » que nous recevons à la naissance, peut rester un terrain en friche, plein de ronces et de pierrailles ; elle peut devenir aussi un temple où l'Esprit de Dieu prend ses délices, le lieu sacré d'une rencontre unique et ineffable avec notre Bien-Aimé.

Les trois plans de la personne

Nous touchons ici à la dimension spirituelle proprement dite, qui s'étend « au-delà » du domaine de la pensée rationnelle. Là où elle ne peut aller se situe un « espace » immense peu exploré, mais plus riche qu'une mine d'or. La découverte de ce Royaume caché nous livre les clefs du sens de notre vie. N'est-il pas le fondement de tout l'édifice de la santé ? C'est le rocher inébranlable sur lequel s'édifient notre joie, notre épanouissement, l'accomplissement de toutes nos potentialités. Il ne s'agit pas d'une simple connaissance de soi « nombrilique », mais d'une aptitude croissante au don de soi. La fécondité de la vie spirituelle se « mesure » non en terme de *ce que l'on a, mais de ce que l'on est* ; ultimement, ainsi que l'affirme Saint Paul, dans la capacité d'aimer.

Cette vision de la santé nous conduit donc à considérer l'être humain sous trois aspects : *physique, psychique et spirituel.* Si la recherche dans les sciences médicales et humaines nous donne une idée des deux premiers plans, on trouve rarement une doctrine qui tienne compte des trois plans…

Il fallut attendre la fin du XIXème siècle pour redécouvrir, dans des manuscrits anciens, une œuvre latine tout à fait étonnante, brossant un tableau d'ensemble cohérent de ces trois aspects de l'être humain, dans une vision « prophétique » digne des grands patriarches et prophètes de la Bible.

Cette œuvre n'était pas le fruit du travail laborieux de quelque savant de génie, mais celui d'une religieuse peu instruite, mais consciencieuse, notant avec le dernier détail ce que son « écran céleste » lui présentait.

Si elle n'avait révélé, dans ses écrits du XIIème siècle, des vérités de découverte très récente (tels les mécanismes du cancer, de l'artériosclérose et la genèse de maladies pour la plupart inconnues à son époque), on aurait peut-être oublié son œuvre médicale.

La grande « découverte » de la médecine de Sainte Hildegarde est d'aller toucher des plans habituellement inaccessibles, tel celui qui conditionne notre tristesse et notre joie.

Santé et joie

La santé n'a pas encore été considérée sous cet angle, éminemment positif : elle n'est pas seulement une absence de maladie, mais une surabondance de vie, une fontaine de Jouvence, *l'aptitude au bonheur.*

C'est ainsi que le plus célèbre « rationaliste », Descartes, s'exclamait : « *La santé, c'est la joie !* »

Sainte Hildegarde met un accent particulier sur notre attitude devant la vie : c'est toute la dimension spirituelle de l'homme. S'il viole les commandements divins, il encourt maladie, souffrance, mort ; s'il les respecte, il vit dans l'harmonie et la paix des justes : c'est l'aspect psycho-spirituel.

Mais le corps a également son mot à dire : s'il est encombré de pollutions et d'impuretés diverses, il devient opaque et perturbe toute la sphère psychologique, affective ou spirituelle.

Cette influence est nette pour la « mélancolie » qui naît de la « bile noire » et induit la colère, la négativité, la violence et autres comportements inadéquats.

À ce propos, Sainte Hildegarde nous raconte qu'avant le péché originel, nos premiers parents bénéficiaient d'une santé à toute épreuve, puisqu'ils ne connaissaient ni la maladie ni la mort ! Cependant, sous la suggestion du Malin, ils entrèrent délibérément dans le monde de la dualité, dans la connaissance du bien et du mal. Cette coupure avec l'unité originelle, avec l'intimité divine, les conduisit à l'exil et ils connurent la souffrance et la mort. Que s'est-il donc passé sur le plan physiologique ?

La bile, qui était auparavant comme un cristal étincelant, vira et devint noire, entraînant des désordres organiques si profonds que la maladie apparut ainsi que la mort, à cause de cette viciation des humeurs.

Il est à préciser que la « physiologie » de tout le cosmos fut aussi ébranlée : des bêtes venimeuses apparurent, dont les sécrétions délicieuses comme du nectar, devinrent des poisons violents, la discorde se répandit dans tous les règnes qui se mirent à s'entre-dévorer… Bref, ce fut un cataclysme d'une portée incalculable dont nous héritons à notre naissance des conséquences les plus fâcheuses.

Avec l'Incarnation du Verbe de Dieu et le sacrifice Rédempteur, la voie vers l'union divine était à nouveau ouverte, et notre amie nous révèle ce que le Ciel nous propose pour éliminer ces miasmes congénitaux et recouvrer, sinon l'Éden originel, du moins la santé totale, au niveau physique, psychique et spirituel.

En tenant compte de ces trois plans, dans leur relation avec l'environnement et avec notre Créateur, nous reprenons notre place dans la création : réunifiée à la source, entre ciel et terre, notre santé peut alors s'épanouir comme une fleur au soleil et rayonner son trésor le plus précieux : *la joie*.

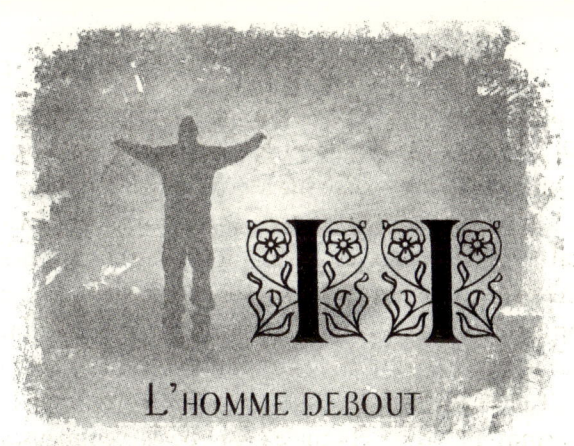

II
L'homme debout

> *C'est alors que j'entendis la voix qui,*
> *du ciel, m'instruisait.*
> Sainte Hildegarde

La vie de Sainte Hildegarde est tellement riche et fascinante, si liée à son œuvre qui en est le prolongement, que nous ne pouvons la passer sous silence.

Nous donnerons donc quelques éléments de sa biographie avant de pénétrer dans son univers visionnaire.

« Une éclatante lumière »

Nous allons la rejoindre au moment des visions qui l'envahissent littéralement et que, par humilité, elle se refuse à rédiger. Des maladies étranges l'accablent alors et la paralysent jusqu'à ce qu'elle se décide à parler ; dès qu'elle prend la plume pour relater ce qu'elle voit et entend, elle se trouve immédiatement guérie. Elle peut alors suivre cet ordre reçu du ciel à l'âge de quarante-trois ans : « Écris ce que tu vois et ce que tu entends ! » Elle nous relate ainsi les débuts de cette étrange aventure :

« Cinq années avaient passé. Cinq années durant, je m'étais débattue avec d'authentiques et merveilleuses visions. En ces visions, inculte que j'étais, j'avais reconnu, dans une saisie authentique de la lumière immortelle, la diversité des conditions humaines. C'est au début de la première année de mes nouvelles visions que l'événement eut lieu.

J'étais en ma soixante-septième année. J'eus alors une vision dont le mystère était si profond, qui tellement me bouleversa, que mon corps tout entier se mit à trembler. Faible que j'étais, je tombai malade... Alors une voix du ciel retentit et s'adressa à moi en ces termes :

« Pauvre âme, fille de tant de misères ! Tu es comme calcinée par tant de souffrances physiques si cruelles ! Te voilà pourtant encore une fois transpercée par le flot de l'abysse des mystères de Dieu. Pour le service des hommes, ne relâche pas la plume ! Transcris ce qu'ont vu tes yeux et ce qu'ont perçu tes oreilles intérieures ! Que les hommes accèdent à la connaissance de leur Créateur, qu'enfin ils consentent à l'adorer dans la dignité et à le vénérer ! Rédige donc cet écrit : non point comme le désirerait ton cœur, mais comme le veut mon témoignage, le témoignage de Celui dont la vie n'a ni commencement ni terme ! Ce n'est pas toi l'inventeur de cette vision, aucun autre homme non plus ne l'a imaginée. C'est moi qui ait décidé de tout, avant le début du monde. Je connaissais l'homme d'avance, avant même que je le créasse. De même, je prévoyais tout ce qui lui faisait défaut. » (p. 4)

Surprise et déroutée par l'étrangeté de cette expérience, elle consulta par la suite Saint Bernard pour lui demander confirmation de son don de visionnaire.

« Le frère Bernard, abbé de Clairvaux, prie la bien-aimée fille en Christ de répondre de toute la force de son amour… à la grâce divine » qui lui est accordée.

Au début de l'an 1148, le pape Eugène III, présidant le synode de Trèves en la présence de nombreux évêques et cardinaux, fait une déclaration solennelle pour cautionner le don de visionnaire d'Hildegarde. Il est vrai que « frère Bernard » avait proclamé en assemblée plénière qu'il ne fallait pas « condamner au silence une si éclatante lumière ». À partir de ce moment, Hildegarde est une personnalité en vue dans tout l'Empire.

Consacrée par les plus hautes autorités, elle devient un « phare spirituel » pour l'époque, vers lequel se tournent cardinaux, évêques et laïcs. Son biographe raconte : « On aurait dit, après le synode de Trèves, que tout le monde catholique se mettait en mouvement... Même des régions éloignées, les pèlerins arrivaient à cheval et à pied. » En 1154, elle rencontre même l'empereur Barberousse au palais impérial d'Ingelheim et intervient dans les plus grands conflits religieux et politiques du temps ; cas peu banal d'une religieuse « non point incitée, mais aussi contrainte par l'Esprit Saint à partir pour Cologne, Trèves, Metz, Wurzbourg et Bamberg, afin d'annoncer au clergé, mais aussi au peuple, la volonté de Dieu », morigénant les prêtres, « maîtres et prélats endormis qui ont délaissé la justice de Dieu », proclamant « en des temps efféminés » la nécessaire réforme de l'Église.

Au pape Eugène III qui lui avait adjoint de « révéler tout ce qu'elle reconnaît dans l'Esprit Saint », elle explique sa mission, « petite plume que le vent de l'Esprit transporte en ses merveilles », et lui rappelle son rôle d'un « aigle qui doit arracher le clergé aux griffes de l'ours. »

À son successeur, Anasthase IV, elle reproche la passivité avec une franchise qui étonne : « O homme, l'œil de ta connaissance faiblit... Pourquoi ne tranches-tu pas les racines du mal ? »

À Adrien IV, elle veut redonner courage « contre la dureté du siècle et la force du léopard. » Au roi Conrad, après l'échec de la croisade et la mort de son fils, elle veut redonner violemment courage : « Ressaisis-toi, contre ta propre volonté, amende-toi ! Les temps qui viennent sont difficiles ! » Après avoir rencontré l'empereur Frédéric II, elle lui rappelle assez vivement qu'il ne doit pas seulement obéir à Dieu, mais aussi imiter le Christ. Frédéric lui répond en lui demandant de prier pour lui et pour le succès de ses entreprises…

Mais c'est l'œuvre littéraire de notre abbesse qui nous intéresse ici au plus haut point : œuvre épistolaire avec ses nombreuses lettres aux « grands » de l'époque, musicale, poétique et scientifique, avec deux textes magistraux.

Le premier *(causae et curae),* traite « des causes et des traitements des maladies » ; le second, *Physica,* se préoccupe « de l'être intérieur des différentes natures de la création. » Neuf livres sont consacrés respectivement aux plantes, aux éléments, aux arbres, aux pierres, aux poissons, aux oiseaux, aux animaux, aux reptiles, enfin à l'origine des métaux.

La plus grande partie de son œuvre concerne cependant un tryptique grandiose et visionnaire, rédigé en trois décennies inspirées ; le premier se nomme *Scivias* (« Connais les voies ! » du Seigneur) et comporte trois parties : le Créateur et sa création, le Messie et l'Église, l'histoire du salut. Le second, *Liber vitae meritorum* (Le Livre des mérites), décrit au cours de six visions successives l'affrontement des vertus et des vices sous le regard d'une figure qui « se met en mouvement avec les quatre zones de la terre » et qui n'est autre que Dieu lui-même. Le troisième ouvrage, *Le Livre des œuvres divines* (ou « de l'opération de Dieu »), « le fruit le plus mûr, mais aussi le plus profond né du don visionnaire d'Hildegarde », est une véritable théologie du cosmos. Tous ces textes sont conservés, avant les éditions modernes, dans de magnifiques manuscrits enluminés, dispersés dans toute l'Europe.

Écris ce que je te dis !

Nous ne pouvons nous étendre ici sur les merveilles transmises par Dieu à notre abbesse. Cependant, nous sommes heureux de lui laisser la parole pour nous indiquer la source de ses affirmations :

« Tout ce que j'ai écrit en effet lors de mes premières visions, tout le savoir que j'ai acquis par la suite, c'est au mystère des cieux que le dois. Je l'ai perçu en pleine conscience, dans un parfait éveil de mon corps. Ma vision, ce sont les yeux intérieurs de mon esprit et les oreilles intérieures qui l'ont transmise. J'ai déjà insisté sur ce point lors de mes précédentes visions : je ne me trouvais absolument pas dans un état de léthargie. Il ne s'agissait pas non plus d'un transport de l'esprit. Je ne transcrivais rien que je n'eusse emprunté en témoignage d'authenticité, à l'univers des perceptions de l'homme. Exclusivement, j'exposais ce que m'offraient les secrets du ciel. C'est alors que je réentendis la voix qui, du ciel, m'instruisait. Et elle disait : "Écris ce que je te dis !" »

Notre sainte n'écrivit donc rien d'elle-même qui ne lui fût dicté « d'en haut » ; excellente et obéissante secrétaire, elle nous transmit fidèlement ce que « le ciel » lui révélait. En premier lieu, elle nous enseigne que l'on ne peut comprendre l'être humain dans toute sa dimension sans le situer avec justesse dans ses sources, dans la perspective de la Création, de la Chute, de l'Incarnation et de la Rédemption.

La création

Après la description de la création « du ciel et de la terre », dans des visions colorées et d'une prodigieuse richesse, notre sainte en vient à nous raconter notre propre histoire en des termes fort édifiants :

« Dieu, le Créateur de l'univers, façonna l'homme à son image et à sa ressemblance. En lui, il figura toutes les créatures, supérieures et inférieures. Il l'aima tellement qu'il lui réserva la place dont avait été expulsé l'ange déchu. Il lui attribua toute la gloire, tout l'honneur que ledit ange avait perdus en même temps que son salut. Voilà ce que te montre le visage que tu contemples. La magnifique figure que tu aperçois au midi des espaces aériens et dans le secret de Dieu, et dont l'apparence est humaine, symbolise en effet cet amour du Père des cieux. Elle est l'Amour : au sein de l'énergie de la Déité pérenne, dans le mystère de ses dons, elle est une merveille d'une insigne beauté. » (p. 7)

Après la création des anges et de nos premiers parents, après l'infortune de la chute qui bouleversa toute la création, Dieu-Amour ne pouvait laisser sa créature chérie tomber dans la perdition, Il lui proposa un salut plus éclatant encore en lui envoyant une glorieuse figure :

« Si elle a l'apparence humaine, c'est que le Fils de Dieu s'est revêtu de chair, pour arracher l'homme à la perdition dans le service de l'amour. Voilà pourquoi ce visage est d'une telle beauté, d'une telle clarté. Voilà pourquoi il te serait plus facile de contempler le soleil que de contempler ce visage. La profusion de l'amour en effet rayonne, étincelle d'une brillance si sublime, si fulgurante, qu'elle dépasse, d'une manière inconcevable pour nos sens, tout acte de compréhension humaine qui assure d'habitude dans l'âme la connaissance des sujets les plus divers. Nous le montrons ici par un symbole, qui permet de reconnaître dans la foi ce que les yeux extérieurs ne peuvent réellement contempler.

Le large cercle d'or qui entoure complètement la tête de l'apparition signifie que la foi catholique – épandue sur le globe entier – jaillit du plus brillant éclat de la première aurore. La foi seule en effet saisit dans le plus profond respect la profusion de cet amour qui dépasse toute compréhension : elle saisit que Dieu délivra l'homme par l'Incarnation de son Fils, qu'il affermit l'homme par l'infusion de l'Esprit-Saint. » (p. 7)

Le but de l'Incarnation était de proposer le plus beau geste d'Amour qu'il soit possible d'envisager : « donner sa vie pour ses amis » ; avec la Rédemption, l'être humain égaré pouvait réintégrer la maison du Père, vivre éternellement « en pleine santé », dans la félicité du Royaume.

« Dans le cercle qui domine la première tête, tu aperçois une seconde tête, celle d'un vieillard. En voici la signification : la bonté grandiose de la Déité, sans origine ni terme, vient au secours des croyants. Le manteau et la barbe effleurent le crâne du premier visage : dans l'ensemble du plan de la prescience divine, le sommet de l'amour suprême voulut que le Fils de Dieu, en son Humanité, ramenât l'homme perdu chez lui, au Royaume des cieux. » (p. 8)

Ce plan de salut (c'est-à-dire de santé) proposé à l'humanité comprend deux ailes : l'amour de Dieu et celui du prochain.

« Une aile se détache des deux côtés du cou de la figure. Toutes deux s'élèvent au-dessus de l'anneau pour se réunir en haut : c'est qu'il est impossible de séparer l'amour de Dieu et celui du prochain, lorsqu'ils s'expriment dans l'unité de la foi par l'énergie divine de l'amour, et lorsqu'ils l'enserrent dans un suprême désir. » (p. 8)

Cette vision nous indique clairement quelle est notre structure intime et notre place dans la création. Créés à l'image et ressemblance du Créateur lui-même, nous avons un rôle tout à fait privilégié et essentiel à notre état, qui nous différencie totalement des animaux et des autres créatures, et que nous devons redécouvrir plus que jamais dans notre époque troublée.

Verticalité

On dit en effet de l'homme contemporain qu'il est passé maître du monde : il défriche avec un acharnement inégalé les lois de la nature afin de les utiliser suivant ses désirs, pour la conquête de la création toute entière : de l'infiniment petit à l'infiniment grand, rien ne résiste à son ambition, des frontières du cosmos jusqu'aux fines particules dans l'invisible, rien n'échappe à son investigation ; mais cette compétence dans le monde extérieur, cette conquête horizontale des objets créés, est loin de s'appliquer au monde intérieur où il souffre d'une indigence chronique.

En l'absence de « verticalité », d'une fréquentation des « espaces du dedans », dans l'ignorance quasi généralisée des étoiles du « ciel intérieur », sa vie spirituelle s'étiole, « les réalités divines » sont obscurcies, au point que l'homme moderne en arrive à perdre un « sens » aussi naturel que la foi en un Créateur. Sa conscience devient si enténébrée qu'un voile opaque l'empêche de « voir », ou du moins de « pressentir », les profondeurs de l'être où jaillit la source d'eau vive, les courants limpides de la vie divine.

En Occident, la prédominance des doctrines matérialistes contribue à nous couper de nos racines et nous entraîne sur la pente du doute, dans une vue superficielle des choses, sous l'emprise de passions incontrôlées.

Notre manière de concevoir la vie, notre sens des valeurs, l'orientation de nos désirs sont déterminants en la matière, comme nous le verrons, mais tous ces facteurs sont grandement aidés par la pureté de notre sang, qui est le véhicule de l'âme.

On a trop souvent négligé cette interdépendance essentielle entre l'esprit et le corps, ce qui a contribué à démanteler l'intégrité de la personne humaine dans sa structure trinitaire, privilégiant tel aspect plutôt que tel autre : l'homme spirituel a souvent répugné à s'occuper de son corps, perçu comme un obstacle à la vie de la grâce ; siège des désirs de la chair, il devait être mortifié parfois cruellement pour se soumettre aux exigences de l'esprit.

À l'opposé, nous laissons aujourd'hui une telle licence aux exigences du corps que nous devenons ses esclaves, subissant passivement les assauts de ses quatre volontés, ce qui produit un déséquilibre non moins grave, ruinant toute possibilité d'avancement spirituel.

Comme en toutes choses, *la vérité fuit les extrêmes et se trouve au centre,* dans la voie d'équilibre si chère à Sainte Hildegarde. Pour elle, il n'est pas question de couper l'être humain en tranches, il est vital de le considérer dans sa riche complexité et de s'occuper harmonieusement de tous ses aspects : non seulement le corps doit être nourri correctement, mais l'âme doit aussi recevoir la nourriture dont elle a besoin. Bref, l'homme est debout entre le ciel et la terre et l'on ne peut le tronquer, ni dans ses pieds, ni dans sa tête, au risque de le défigurer et de le mutiler de la manière la plus grave.

Ce n'est sans doute pas par hasard que nous nous tenons droits sur nos jambes, stature réservée à l'homme seul, qui ne marche pas (longtemps) à quatre pattes, mais se redresse bientôt pour se tenir en équilibre entre ciel et terre.

Au centre du monde...

Cette dimension verticale doit nous habiter dans toutes nos pensées, nos paroles, nos actions, si nous voulons être dignes de notre héritage divin et accomplir notre destinée dans sa plénitude. L'homme est en effet non seulement debout, mais encore au centre du monde :

« L'homme, dans la structure du monde, est pour ainsi dire en son centre. Il a plus de puissance que les autres créatures qui demeurent cependant dans la même structure. S'il est petit de stature, il est grand de par l'énergie de l'âme. La tête levée et les pieds bien calés, il est capable de mouvoir les éléments d'en haut comme ceux d'en bas. Les œuvres de ses deux mains pénètrent le tout parce qu'il a, par l'énergie de l'homme intérieur, la possibilité de mettre ce pouvoir en œuvre... Ainsi, c'est dans la science de Dieu qu'existent les fidèles, et c'est à Dieu qu'ils tendent, dans la nécessité de l'esprit et du siècle. C'est à Dieu qu'ils aspirent dans toutes leurs entreprises, prospères ou adverses. En elles, en effet, ils ne cessent de manifester à Dieu tout le respect qui les anime. L'homme contemple de ses yeux de chair les créatures qui l'entourent : dans la foi, partout il regarde Dieu. C'est Dieu que l'homme reconnaît en toute créature : il sait que Dieu est leur Créateur. »

Ce qui ne veut pas dire qu'il doit parader sans foi ni loi et dominer avec insolence sur la création ; son statut privilégié lui confère en effet des devoirs particuliers à son état : ceux de se conformer à la volonté divine et de respecter avec « crainte » son Créateur et la création qui lui a été confiée. Cela lui donne une énorme responsabilité sur la manière dont il doit prendre soin du patrimoine précieux qui lui est confié. Il n'en est pas le propriétaire, mais le gérant : à lui de le porter dans la plénitude de ses fruits.

Par ailleurs, l'homme n'a pas seulement la mission d'assurer sa propre santé, c'est-à-dire son salut, mais de conduire aussi ses frères sur cette voie de l'éternelle félicité. De même que la santé concerne chaque être humain, nous sommes tous appelés à être « sauvés », c'est-à-dire libérés de la pesanteur de la faute pour conquérir notre liberté d'enfants du Père.

Santé et sainteté

Il serait en effet superficiel d'envisager la santé sur le seul plan de l'intégrité corporelle ; le corps étant mortel, cette sorte de santé serait tôt ou tard vouée à l'échec ! Sainte Hildegarde nous convie donc à l'envisager aussi sur le plan de l'âme, qui est le « noyau » de notre existence et qui est immortelle. C'est ainsi que la santé rejoint la sainteté, qui n'est rien d'autre que *la santé de l'âme*.

De même que le corps qui ingère de mauvaises nourritures est pollué et finit par tomber malade, de même l'âme qui se perd dans les vices sombre dans l'avilissement et la maladie ; elle ne voit plus que la terre, perd sa lumière et, coupée de Dieu, elle devient noire, emplie de tristesse et d'angoisse : elle vit déjà en enfer.

Il peut paraître suranné aujourd'hui de parler ainsi des vices et des vertus, au risque de tomber dans un moralisme d'un autre âge et pourtant, quelle autre voie conduit à la félicité du ciel ?

Cependant, il n'est pas possible de vivre dans les voies justes sans disposer d'une « monture » appropriée, de même qu'un cavalier ne peut voyager loin sans un cheval vigoureux. C'est pourquoi notre sainte, si préoccupée de la santé de l'âme, nous parle, au nom du ciel, des moyens de maintenir notre « monture » en bon état.

Bien qu'elle nous indique plus de deux mille remèdes pour panser nos blessures, elle met à la première place un art subtil de la prévention, qui repose principalement sur une alimentation correcte : des aliments purs sont non seulement source de santé et de vitalité pour le corps, mais aussi *source de jouvence pour l'âme qui vit alors dans la sérénité et la joie.*

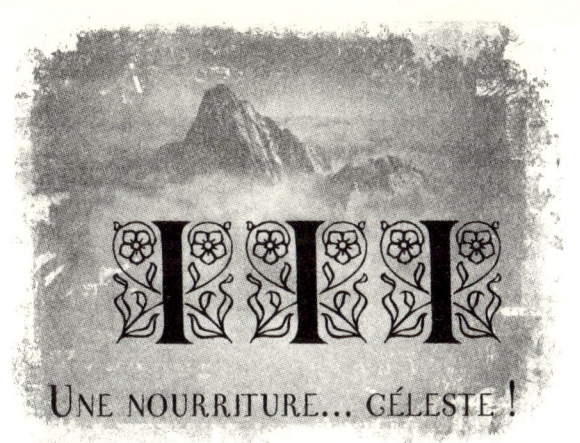

III

Une nourriture… céleste !

Dis-moi ce que tu manges et je te dirai qui tu es.
Proverbe

Parmi tous les systèmes diététiques proposés « sur le marché » actuel, Sainte Hildegarde nous propose une diète originale, que l'esprit de l'homme n'aurait sans doute pu découvrir, même après des siècles de recherche « scientifique » ! En effet, rien de très rationnel dans ce qui est proposé, mais des fruits dignes du ciel !

Un défi à relever

Les références aux tables de calories et de vitamines, les poids et les mesures, n'ont aucun droit de cité dans l'univers de notre sainte, pas davantage que les modes diététiques, ni les savantes compositions chimiques ou organiques de nos hommes de science. Nous nous sentons bousculés dans nos prétentions intellectuelles lorsque tombent les affirmations laconiques de notre amie, écartant d'un revers de main tel aliment séduisant pour lui préférer tel autre, peu connu ou même ignoré de la « grande tradition gastronomique ».

Désorientés, nous pourrons l'être à la lecture de ce qui va suivre : comment renoncer aux fraises parfumées du mois de mai ou aux pêches juteuses du mois d'août sans un mouvement de révolte bien compréhensible ? Il est vrai que notre amie ne nous interdit rien formellement et s'empresse de nous donner des moyens d'accommoder tel ou tel aliment « toxique », en sorte de le rendre acceptable.

Mais pourquoi tant de précautions ? Quel est l'enjeu de ces conseils si pointilleux concernant les qualités et carences de notre nourriture terrestre ?

Après tout, personne ne meurt de déguster une bonne tarte aux poireaux ou aux pruneaux… surtout lorsque nombre de diététiciens de génie soulignent sa valeur diététique : richesse en oligo-éléments et vitamines, rôle de désintoxication, purification du sang, fibres digestives… Comment faire crédit à une moniale du 12ème siècle plutôt qu'aux conclusions des savants et spécialistes de notre époque ?

Il est évident que notre amie n'a pas tiré ses sources dans les annales d'une faculté de médecine ; elle n'a même pas consulté les savants de son temps : « Jamais je ne me suis astreinte à des études avec un professeur de ce monde », affirmait-elle humblement. Si nous l'interrogeons sur les sources de son savoir, elle répond sans hésitation : « Tout m'a été enseigné d'en haut par Celui qui sait tout. »

Nous voici donc confrontés à un défi hors du commun : ou bien nous posons un acte de foi contre ce que nous dicte notre raison, ou nous rejetons en bloc cette doctrine dérangeante !

Cependant, un autre aspect nous interpelle fortement : comment expliquer les fruits de sa « doctrine », vérifiés depuis plus de quarante ans par une équipe de médecins allemands ? La science ne repose-t-elle pas sur la vérification répétée (et renouvelable) des phénomènes observés ? Si les pommes, détachées de l'arbre, s'envolaient parfois dans les airs au lieu de tomber lourdement sur le sol, Newton n'aurait pas pu établir la gravitation comme une réalité scientifique. De même, la théorie d'Archimède, suivant laquelle tout corps plongé dans l'eau ressort… mouillé, n'aurait pu faire couler autant d'encre ! Toute plaisanterie mise à part, un phénomène qui se répète est scientifique, même si l'on en ignore encore le mécanisme.

Comment donc classer les effets indiscutables de l'élixir de scolopendre sur les pathologies pulmonaires ? N'est-ce pas à ses résultats fiables que l'on introduit tel ou tel remède dans la pharmacopée actuelle, malgré ses effets iatrogènes ? Sainte Hildegarde nous offre des recettes et des remèdes qui sont fiables et dépourvus de toxicité. En cela, elle se place parmi les plus grands savants, tout en nous offrant la sagesse de guérir sans meurtrir !

Au-delà de la science

Cependant, sa perspective dépasse largement le cadre scientifique, car elle ne se contente pas de donner des aliments et des remèdes éprouvés ; elle nous invite à redécouvrir notre véritable richesse, notre dignité humaine, dans sa dimension trinitaire : *corps, esprit, âme.*

La nourriture qu'elle nous propose ne s'arrête pas à de seules considérations matérielles : physiques, biochimiques ou biologiques ; elle nourrit les plans les plus intérieurs de notre personne, précisément là où nous touchons à l'âme, « étincelle divine ». N'affirme-t-elle pas que « l'homme est terrestre de par sa chair, céleste de par son âme » ?

Si « le ciel » a pris la peine de s'exprimer sur des sujets apparemment si peu spirituels que notre manière de nous nourrir, il doit bien y avoir une raison sérieuse !

Une énergie fructifiante...

Le motif semble plus profond qu'il n'y paraît : notre vie est une et ne saurait souffrir d'être morcelée ou divisée ; notre corps n'est-il pas le temple de notre esprit ? Non seulement il est la demeure de notre âme, mais encore son instrument : celle-ci l'habite dans une telle intimité qu'elle est la vie de sa vie !

« L'âme est une énergie fructifiante, elle nous communique le mouvement et la vie… Elle nous nourrit et nous abreuve intérieurement, pour la restauration de notre corps. Grâce à ses énergies, elle développe et affermit nos différentes fonctions corporelles, elle les agence, les ordonne et remplit les viscères de sa force. L'âme certes n'est ni chair ni sang, mais elle emplit la chair et le sang, pour leur donner la vie, car, raisonnable, elle est issue de Dieu qui a insufflé la vie à la forme première… » (p. 120)

Autant dire qu'il est tout à fait impossible et artificiel de séparer ce qui a été intimement uni dès la naissance. La corrélation entre l'âme et le corps est ici clairement exprimée : si l'âme assure par son énergie la restauration de notre corps, il apparaît évident que la maladie du corps tire son origine dans cette âme qui « développe et affermit nos différentes fonctions corporelles », qui « ordonne, et remplit les viscères de sa force. » C'est pourquoi une médecine qui ne tient pas compte de ce qui « emplit la chair et le sang, pour leur donner la vie » demeure à la surface des choses et ne peut pas prétendre guérir l'être total. Tout au plus peut-elle servir de palliatif à certains troubles… et répondre aux situations d'urgence avec des moyens techniques remarquables.

Il ne s'agit donc pas de faire le procès des techniques de pointe qui apportent une contribution irremplaçable dans le domaine de la thérapie (chirurgie, substitution d'organes…), mais de transmettre un message d'ouverture dans des domaines essentiels et inexplorés, afin que la médecine devienne une science de l'homme total ; si elle ajoutait à sa prodigieuse technique, l'art subtil de pouvoir s'en passer en ne tombant pas malade, elle serait vraiment divine… C'est cette connaissance totale de l'être humain que nous propose Sainte Hildegarde, avec près de mille ans d'avance.

Dans cette optique globale, le corps cesse d'être un obstacle, mais participe pleinement à notre épanouissement.

Transparence du corps

Non, l'angélisme n'est pas pour notre condition humaine et nous devons assumer notre réalité corporelle : elle n'est pas seulement un lourd fardeau à porter, mais le lieu même de la rencontre, de l'union divine, *l'espace de notre total épanouissement.*

Voilà pourquoi Sainte Hildegarde tient notre corps en si haute estime : il n'est pas extérieur à notre vie spirituelle, mais pleinement participant à notre bonheur. Comment cette symbiose entre l'âme et le corps est-elle possible ?

« C'est que l'âme, étincelle vivante et souffle raisonnable issu de la puissance divine, pénètre par son action végétative le corps tout entier, elle l'entoure de son amour, elle l'incite à accomplir des œuvres, elle le pousse à agir avec elle... Elle descend des sommets du ciel vers la terre pour nous vivifier ; elle nous fait aussi comprendre que nous sommes créatures de Dieu. » (p. 100)

Dès lors, un devoir s'impose : maintenir notre corps dans une pureté telle qu'il puisse nous servir fidèlement et plus encore, devenir transparent à la vie divine qui jaillit au cœur de nous-mêmes ; sinon, il devient opaque et fait descendre notre âme céleste dans le marécage des désirs et des passions. Aussi, notre amie nous révèle-t-elle un grand secret du ciel : si nous voulons « réintégrer » l'Éden des origines, il faut purifier notre corps et ne pas le souiller par des nourritures impures. Il convient de lui procurer des aliments qui le nourrissent sans l'encrasser, qui le maintiennent non seulement dans la santé et la vigueur, mais dans la joie, dans la transparence, dans la jubilation !

Ceci se réalise aisément si l'on ingère habituellement des nourritures réservées à notre condition humaine : c'est en cela que notre amie se fait la fidèle messagère du ciel pour nous apporter des lumières de grand prix ; si le péché originel nous a jetés dans la confusion et la tristesse à cause de l'afflux de bile noire, notre Créateur nous envoie les moyens de sortir de cette pollution organique qui provoque tellement de maladies et opacifie notre conscience.

En revanche, les aliments qui n'apportent que de bonnes propriétés sont équilibrés, ne génèrent pas de « mélancolie », mais contribuent efficacement à purifier nos humeurs et à les maintenir en état de propreté. Leur consommation habituelle procure un esprit clair, une vive intelligence, une joie toujours pétillante, enfin une transparence aux réalités célestes. Ce sont donc des nectars, qui nourrissent notre corps dans sa dimension la plus subtile, tout en réjouissant notre âme.

Les aliments de la joie

En consommant surtout les aliments et les plantes de la joie, *il est possible de nous transformer totalement,* dans notre fonctionnement organique, tissulaire et cellulaire ; rappelons en effet que les cellules de l'organisme se renouvellent complètement tous les sept ans environ : l'effort à mener pour une réforme de vie doit donc être conduit à long terme pour toucher les plans profonds de l'organisme.

Cette transformation déborde largement le cadre physiologique pour atteindre le plan de nos émotions et de notre psychisme, qui réagit de manière subtile aux qualités inhérentes aux aliments : *la santé totale* (corps, esprit et âme), d'un grand consommateur de porc aux poireaux assaisonné de moutarde n'aura rien à voir avec la vitalité rayonnante de ceux qui se nourrissent d'épeautre, de fenouil, de fruits et de laitages.

Non seulement les « performances » physiologiques seront très différentes, transformant l'organisme en une usine encrassée dans le premier cas et en « temple de l'Esprit Saint » dans le second, mais le contrôle des émotions ne sera pas le même dans ces deux situations : la consommation abusive de viandes et de plantes toxiques produit non seulement du cholestérol, de l'acide urique et des substances impures conduisant aux maladies chroniques graves, mais sape aussi la joie de vivre, induisant un comportement agressif, plein de langueur, d'inertie, de tristesse.

Ce sont ces nourritures célestes que nous allons maintenant examiner dans leurs grandes lignes. L'astérisque indique les aliments qui sont bons pour les bien-portants, mais ne sont pas recommandés pour les malades.

La palme d'or

Certains aliments ont la palme d'or de la santé car ils sont à la fois digestes, nourrissants et peu encrassants : ce sont en particulier *l'épeautre,* céréale ancienne de même texture que le blé, *le fenouil et les châtaignes.* Ces aliments possèdent à la fois une digestibilité remarquable et une valeur nutritive exceptionnelle ; on pourra donc les utiliser largement dans la cuisine, sous toutes les formes.

❧ *L'épeautre*

Reine des céréales, elle se consomme en grains, en flocons (au petit déjeuner ou dans la soupe de légumes), sous forme de pain, de semoule ou de pâtes.

« L'épeautre est un excellent grain, de nature chaude, gros et plein de force, et plus doux que tous les autres grains : à celui qui le mange, il donne une chair de qualité et fournit un sang de qualité. *Il donne un esprit joyeux et met de l'allégresse dans l'esprit de l'homme.* Sous quelque forme qu'on le mange, soit sous forme de pain, soit dans d'autres préparations, il est bon et agréable. » (Ph1 p. 37)

❧ *Le fenouil*

« Le fenouil contient une douce chaleur, et sa nature n'est ni sèche ni froide. Mangé cru, il ne fait pas de mal. Et de quelque façon qu'on le mange, *il rend le cœur joyeux ;* il procure à l'homme une douce chaleur, une bonne sueur et assure une bonne digestion. Sa graine est également de nature chaude et elle est bonne à la santé de l'homme si on l'ajoute à d'autres plantes dans les médicaments.

Celui qui mange du fenouil (en semence) chaque jour à jeun diminue le phlegme et la décomposition, adoucit l'odeur de son haleine, et s'assure une bonne vue grâce à sa bonne chaleur et à ses bonnes propriétés. » (Ph1 p. 91)

❧ *Les châtaignes*

« Ce fruit est utile contre toute faiblesse qui est dans l'homme. Mangez-en souvent avant et après le repas : *le cerveau s'en nourrit, les nerfs se fortifient*, et ainsi passera le mal de tête… Le châtaignier est très chaud et, à cause de sa chaleur, il possède de grandes vertus car il symbolise la modération et tout ce qu'il contient est utile contre toutes sortes de faiblesses. » (PL 1126 B)

Ces trois aliments peuvent d'ailleurs fort bien s'associer dans un mets délicieux qui revigore et redonne force et santé.

En donnant à des malades atteints d'un taux élevé de cholestérol un régime à base d'épeautre, un médecin hildegardien français affirmait avoir obtenu une normalisation spectaculaire du taux de cholestérol en quelques semaines chez tous ses patients.

❧ *Le pain*

Le blé ne doit être utilisé que pour la panification et « fournit alors un sang et une chair de qualité ». Sous ses autres formes (grains entiers, boulgour, couscous, pilpil), il est indigeste, surtout pour les malades :

« Celui qui fait cuire le blé en laissant les grains entiers, sans l'écraser à la meule, et le mange comme n'importe quel aliment, n'en retire ni chair ni sang de qualité, mais beaucoup d'écoulements d'humeurs, si bien que la préparation peut à peine se digérer. De la sorte, elle n'a aucune valeur pour un malade, même si un homme bien portant parvient à résister à cette ingestion. » (Ph1 p. 33)

Alors que le pain complet convient bien au travailleur de force ou au sportif, le sédentaire ou le malade digéreront mieux un pain bluté de campagne de qualité (si possible au levain et biologique).

?❧ L'avoine
« Elle constitue une nourriture généreuse et saine pour les gens en bonne santé : elle leur donne une âme joyeuse, une intelligence nette et claire, un beau teint et une chair pleine de santé. » Elle ne convient pas aux malades.

?❧ Le seigle
Il est amaigrissant et bon pour les gens en pleine santé, indigeste pour les malades.

?❧ Les légumes
Les légumes suivants sont recommandés : les céleris, les courges, les raves, le raifort, les carottes, les oignons (cuits seulement), la laitue (seulement si elle est assaisonnée à l'avance), la scarole, les pois chiches, les fèves, les radis, l'ail (cru seulement), le cresson, le pissenlit.

ॐ Les fruits

Parmi les fruits, on consommera de préférence : les coings, les pommes, les poires (cuites), les cerises, les dattes, les figues (pour les malades surtout), les mûres, les framboises, les citrons, les oranges, les cornouilles, les nèfles, les groseilles, les prunelles, les cynorrhodons (cuits).

ॐ Les fruits oléagineux

Les amandes : « Que celui qui a le cerveau vide, une mauvaise couleur du visage, un mal de tête, mange souvent le fruit de l'amandier : cela remplit son cerveau et lui donne une bonne couleur. »

Poissons et viandes

Sainte Hildegarde nous parle surtout des poissons de rivière tels que la truite, le brochet, la perche, l'alose, la loche, le gardon, la carpe. La baleine a une chair très saine, mais on sait sa situation difficile aujourd'hui…

Parmi les viandes saines, citons :

ॐ Le poulet

« Bon pour les bien-portants, il ne rend pas gras. Il réanime les malades. »

Le chevreuil, le cerf, l'autruche, le canard, l'agneau et le mouton (sauf l'hiver), le bœuf.

Sous-produits animaux

- *Le beurre, le lait, le fromage,* « produits avec du lait de vache, peuvent être mangés en quantité modérée par le malade comme par le bien-portant, par l'homme froid comme par le chaud. »

- *Les œufs de poule* « peuvent être mangés, mais avec modération, car pour les viscères malades de l'homme, ils sont aussi nocifs que de la farine pas cuite, car ils se collent solidement et provoquent dans l'estomac des écoulements et des humeurs. Mais l'homme qui a des viscères en bon état pourra les dominer. » (Ph1, p. 86)

Autres aliments

- *Le sucre de canne brut,* « une fois sec (séché à la chaleur), pris dans les aliments ou la boisson, réconforte. »

- *Le sel* « est utile à l'homme pour de nombreux usages. Si on mange sans sel, l'intérieur du corps devient tiède ; mais manger avec du sel en quantité modérée donne force et santé. » (Ph1, p. 183)

- *Le vinaigre de vin* « est bon à ajouter à tous les aliments, si on l'ajoute de telle manière qu'il ne leur enlève pas leur saveur, mais que l'on y sente modérément le goût du vinaigre. Pris ainsi avec un peu de nourriture, il évacue la pourriture contenue dans le corps de l'homme, diminue en lui les humeurs, et la nourriture passe en lui par la voie droite. » (Ph1, p. 183)

Boissons de santé

Il convient de *boire un peu aux repas* pour permettre une bonne digestion : « On travaille en mangeant comme la meule en moulant, ce qui réchauffe, dessèche et donne soif. Si l'on ne buvait pas de temps en temps au cours des repas, par petites gorgées, on s'alourdirait intellectuellement et corporellement et on ne se préparerait pas un bon suc sanguin ni une bonne digestion. Mais si, au cours du repas, on boit immodérément, il se produit une mauvaise inondation dans les humeurs qui sont diluées. » (CC 113, 22-23)

❧ *Le café d'épeautre*

Pour préparer ce dernier, utiliser de l'épeautre torréfié (à défaut dans une poêle bien sèche en inox ou en fer noir, en le remuant sans cesse), puis en faire bouillir 2 à 3 cuillers à soupe dans un litre d'eau pendant une dizaine de minutes. Passer et boire chaud.

Il est possible de réutiliser jusqu'à 6 fois ce premier breuvage en y ajoutant chaque fois une cuiller à soupe de café d'épeautre. Cette préparation, sucrée avec du sucre de canne ou du miel, est délicieuse et remplace avantageusement le café sans en avoir les inconvénients. Elle chasse la bile noire et contribue à un bon équilibre de tout le corps.

❧ Le vin
Il doit être « humanisé » avec un peu d'eau ou un bout de pain « pour que sa force et sa chaleur soient tempérées et équilibrées. »

❧ Les tisanes de plantes
Elles sont excellentes également car elles nous font bénéficier des vertus thérapeutiques de ces dernières ; notre amie nous donne des indications précieuses sur les vertus des plantes.

Plantes et condiments

Afin d'éliminer la bile noire, certains condiments ont une action privilégiée :
- *L'anthemis* « diminue dans le sang les substances nuisibles, augmente le bon sang et assure un esprit clair. Elle redonne aussi des forces au malade… » (PL 1138 C)
- *Le psyllium* « assure une bonne digestion. Les grains de psyllium éliminent la bile noire et les substances vénéneuses et crasseuses de l'intestin et

assurent une bonne purification du sang, condition préalable pour une bonne irrigation sanguine de la tête. » (Ph1, p. 102)
- On utilisera aussi largement *la menthe, la lavande, la scolopendre, l'ortie, la sauge, le serpolet, l'hysope, la réglisse, le persil, le laurier,* et quelques épices : le galanga (pour le cœur et les humeurs), la noix de muscade, la cannelle, le poivre, le cumin, les clous de girofle…

Aliments peu conseillés

S'il est important de consommer habituellement les aliments de la joie, il est tout aussi important d'éviter ceux de la tristesse. Pour les personnes en bonne santé, au fort pouvoir digestif, ces aliments provoqueront peu de troubles s'ils sont pris *occasionnellement*. Quels sont donc ces aliments à éviter ou à préparer d'une manière particulière ?
- Parmi les *céréales,* l'orge et le millet.
- Pour les *légumes et légumineuses,* le poireau (à moins de le faire tremper dans du vinaigre), les oignons crus, l'ail cuit, le chou (indigeste), les pastèques, certains champignons, les lentilles.
- Parmi *les fruits,* les fraises, les pêches, les prunes (à moins de les faire tremper dans du vin)…
- Parmi *les viandes,* le porc, le cheval.
- Parmi *les épices,* le gingembre, la moutarde.

Toutefois, suivant les aliments, notre amie nous donne des conseils variés afin de les accommoder et de les apprêter dans la cuisine pour atténuer leur nocivité ou leur force.

Aliments « nouveaux »...

Il est aussi à noter que Sainte Hildegarde ne nous parle pas de tous les aliments : certains étant apparus « sur le marché » plus tard ; c'est le cas sans doute des pommes de terre, du riz, du yaourt…

La liste ci-dessus n'est donc pas limitative et ne signifie pas qu'il faut exclure de son alimentation tous les aliments dont elle n'a pas parlé et qui ont sans doute une grande valeur nutritive. Là encore, elle nous encourage *à garder la voie du milieu,* qui est aussi celle du bon sens.

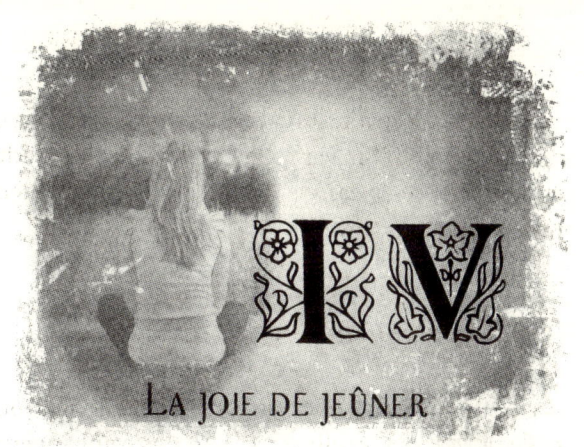

LA JOIE DE JEÛNER

Le jeûne nettoie et transforme nos tissus.
Alexis Carrel

Le jeûne transporte l'homme sur le trône de Dieu.
Athanase

Nous avons vu les aliments qui génèrent de la tristesse ou de la joie, ce qui nous donne des indications précieuses pour éviter l'accumulation de « bile noire », source de « mélancolie ».

Régénération cellulaire

Avant d'aborder les plans psycho-spirituels, nous allons considérer un des moyens les plus puissants de purification corporelle : le jeûne. Certes, le sujet est loin d'être à la mode et nous semblons aborder ici sur un rivage interdit, plein d'idées préconçues fort défavorables à notre propos : les objections se pressent dans les esprits habitués à une certaine conception de vie qui a même pénétré la médecine et la religion. « N'est-ce pas dangereux ? N'y a-t-il pas un risque de provoquer des carences dont on ne se relèvera pas ? Que vais-je devenir si je me prive de ce qui est le plus vital ? »

Si notre contemporain fuit aujourd'hui la meilleure prévention et thérapie offerte depuis la nuit des temps à tout le monde vivant, examinons d'un coup d'œil la place du jeûne dans la nature, avant de le considérer dans notre histoire humaine.

Le jeûne dans la nature

Les animaux s'adonnent à des jeûnes de différentes nature suivant les espèces : l'hibernation en est l'exemple le plus radical chez certains animaux, comme les tortues. Après des mois de repos digestif, jusqu'au retour de l'alimentation du printemps, les réserves sont épuisées et l'organisme, nettoyé à fond, reprend du service. L'hibernation de la chauve souris dure de cinq à six mois ; son cœur bat presque imperceptiblement et sa température corporelle peut descendre jusqu'à deux degrés.

Les crocodiles et alligators pratiquent l'estivation et s'enterrent dans la boue jusqu'à la saison des pluies où ils retrouvent leur vitalité légendaire.

Certains animaux sont même capables de mener, en période de jeûne, leur activité la plus intense, utilisant l'énergie épargnée par le travail digestif à des fins exceptionnelles, tel le saumon, qui remonte les rivières, franchit des chutes considérables pour atteindre les zones de frai.

Le jeûne dans la Bible

Nous ne pouvons donner ici qu'un rapide aperçu de la place centrale du jeûne tout au long de la Bible ; il côtoie tous les grands moments de la vie des prophètes et imprègne l'existence du Peuple de Dieu ; il est inséparable de la prière et représente avec elle l'arme spirituelle la plus puissante pour lutter contre les forces du mal et préparer les âmes à la rencontre du Tout-Puissant.

Nous donnerons ici succinctement quelques exemples parmi beaucoup d'autres.

Les quarante jours de Moïse, sur l'Horeb, le préparent à recevoir de Yahvé les Tables de la Loi : « J'avais gravi la montagne pour y recevoir les Tables de pierre, les Tables de l'Alliance que Yahvé concluait avec vous. J'étais demeuré sur la montagne quarante jours et quarante nuits sans manger de pain ni boire de l'eau. » (Dt 9, 9) En voyant son peuple idolâtrer le veau d'or, il renouvelle le même type de jeûne pour implorer le pardon de Dieu sur son peuple : « Cette fois, Yahvé m'exauça », dit-il. (Dt, 9, 19)

La Loi de Moïse prescrit le jeûne du jour du Grand Pardon, le jour de Kippour, le dixième jour du mois de septembre.

Quatre siècles plus tard, les mœurs se corrompent à nouveau et Baal devient le nouveau dieu du peuple. *Le prophète Élie* intervient alors sur l'ordre de Dieu pour rétablir l'ordre divin bafoué. Persécuté, il s'enfuit dans le désert où il jeûne pendant quarante jours, avant de gravir l'Horeb où s'effectuera la rencontre tant désirée « dans une brise légère ».

Esther associe son peuple à son jeûne de trois jours avant de rencontrer le roi, et Judith « jeûnait tous les jours, sauf les sabbats et les fêtes. » Les jeûnes de *Daniel* le préparent à recevoir les révélations et songes prophétiques.

Dans l'Ancien Testament, on recourt occasionnellement au jeûne lors de circonstances exceptionnelles telles que le deuil, la veille de batailles, les jours de détresse, à chaque situation dramatique qui demande le recours accru à la prière et à la supplication.

Avec le Nouveau Testament, le jeûne n'est pas enterré dans les catacombes, mais reprend une vitalité nouvelle, qui animera toute la vie des premiers Chrétiens. *Jésus* lui-même donna l'exemple du jeûne, source de grâces spirituelles exceptionnelles. Pour préparer sa mission, il se rendit au Mont de la Quarantaine, près de Jéricho : « Il jeûna durant quarante jours et quarante nuits, après quoi il eut faim. » (Mt, 4, 2) Fortifié par ce long jeûne, tout investi par la lumière divine, le Christ accomplit désormais sans s'arrêter sa mission au cours des trois années de sa vie publique. Il enseigna lui-même la valeur du jeûne qui permet même de venir à bout de certains démons : « Ce genre de démon ne peut s'en aller, sinon par la prière et le jeûne. » (Mt, 17, 21)

L'Évangile de Luc mentionne les « deux jours de jeûne par semaine » (Lc, 18, 12). Le jeûne est souvent associé à la vie de prière ; on trouve, dans l'histoire du monachisme, maints exemples de jeûnes introduits dans la Règle (règles de Cassien, Saint Benoît, Macaire, Césaire etc.), avec des protocoles plus ou moins stricts.

Saint Anasthase résume ainsi les bienfaits du jeûne : « Il guérit les malades, dessèche tout écoulement morbide du corps. Il repousse les démons, expulse les pensées malsaines. Il rend l'esprit plus clair et purifie le cœur. Il sanctifie le corps et transporte l'homme sur le Trône de Dieu. Le jeûne est une grande force. Il mène à de grands succès. »

Pour *Athanase :* « Bienheureux qui jeûne, car il habitera la Jérusalem céleste, il chantera avec les anges, il se reposera avec les prophètes et les apôtres ! »

Pour *Saint Jean Climaque :* « Il est flambeau de l'âme, garde de l'esprit, illumination des ténèbres de notre cœur, resserrement du constant flot de paroles... adoucissement du sommeil, remède pour la santé du corps, médiateur de la paix de l'âme et de l'apaisement des passions, effacement des péchés... Le jeûne est une porte du paradis et une volupté toute céleste. »

Cette pratique fait partie des exercices ascétiques permettant de contrôler les sens et d'accroître la vigilance. Tous les saints ont eu recours au jeûne, parfois d'une manière très poussée. *Saint Bernard* s'y adonnait avec une assiduité qu'il regretta d'avoir menée si loin ; il ne le sépare pas de la prière : « La prière obtient la force de jeûner et le jeûne la grâce de prier. » *Saint Thomas d'Aquin* préconise le « jeûne d'allégresse », qui « supprime la pesanteur de la chair, libère l'esprit et élève vers Dieu. » Il cite le grand médecin *Galien* sur les effets thérapeutiques du jeûne : « Les maladies graves du corps viennent plus souvent de l'excès de nourriture que de sa carence. »

Citons encore *Saint François de Sales, Saint Ignace de Loyola, Saint François d'Assise,* et plus près de nous, le *Saint curé d'Ars,* qui s'exclamait : « Ce qui met le démon en déroute, c'est la privation dans le boire, le manger et le dormir. Il n'y a rien qu'il redoute comme cela... Lorsque j'étais seul, il m'arrivait de ne pas manger pendant des journées entières... J'obtenais alors du Bon Dieu ce que je voulais. »

L'interruption totale et définitive de toute nourriture solide et liquide (inédie) a concerné quelques personnes mystiques, telles *Thérèse Neuman,* pendant 37 ans, et *Marthe Robin,* pendant près d'un demi-siècle.

Le Carême était un temps de jeûne plus ou moins complet pendant l'Église primitive.

À *Medjugorje*, en Yougoslavie, la Vierge demande depuis plusieurs années la pratique du jeûne « au pain et à l'eau » le mercredi et le vendredi, à des fins de purification, pour la conversion et la paix du monde, si menacée en cette fin de siècle.

Le jeûne dans d'autres traditions

Il est évident que le jeûne ne concerne pas notre seule tradition chrétienne, mais s'étend à toutes les religions du monde, depuis la Grèce jusqu'à l'Inde, la Chine, la Perse etc.

Le Ramadan a lieu le neuvième mois de l'année lunaire musulmane et dure trente jours. Il est suivi par des centaines de millions de musulmans, avec l'interdiction de manger ou de boire avant le coucher du soleil. Il s'agit donc d'un jeûne partiel, mais qui implique une discipline exigeante, notamment dans les pays chauds.

Les jeûnes à caractère social ou politique de *Gandhi* ont revêtu une efficacité telle que les parties en opposition se réconciliaient ; ses jeûnes ont atteint plusieurs fois trois semaines et ont permis la libération non violente d'un des plus grands peuples de la terre.

Exemples sociologiques

Comme nous sommes loin de la santé exemplaire de certains peuples dépourvus de maladies ! On remarque que leur mode de vie est d'une sobriété surprenante, avec des périodes assez longues de jeûne : chez les Hounzas, l'absence de nourriture pendant trois mois de l'année les oblige à un jeûne forcé, avec quelques abricots secs. L'effet purificateur de ces jeûnes leur permet des exploits physiques hors du commun, avec des courses de plusieurs centaines de kilomètres dans les conditions climatiques rudes des Himalayas. L'effet sur le psychisme est tout aussi net : les équipes médicales qui ont étudié ces peuples ont été surprises de leur affabilité et de leur sens de l'accueil.

Curieusement, il ne s'agit pas pour ces peuples d'adopter de longs jeûnes en clinique (lesquelles n'existent pas), mais surtout de respecter une sobriété coutumière, associée à de longues périodes de monodiètes aux fruits secs.

C'est dans ce sens que nous conseille Sainte Hildegarde, qui était si opposée aux pratiques extrêmes. Ceci n'enlève rien à l'efficacité des grands jeûnes cliniques entrepris à des fins thérapeutiques pour des cas graves ou même dans le cadre d'expériences ascétiques particulières. Il apparaît évident aujourd'hui, sauf révolution psychique et spirituelle subite, qu'il n'est pas possible d'entraîner une vaste partie de la population dans une telle aventure (surtout psychologique, il faut en convenir). Il est beaucoup plus raisonnable de proposer une action peut-être moins « radicale », mais qui aura au moins le mérite d'être facilement réalisable, à la portée de tous.

Le jeûne dans le monde « civilisé »

Dans les parties du monde qui connaissent la prospérité, toute privation des besoins inutiles est déjà insupportable : qu'en est-il donc des besoins « vitaux », ceux qui sont à portée de la main dans la profusion de biens de consommation qui nous environne ? Les supermarchés nous offrent une surabondance de nourritures de toutes sortes qui n'invitent pas aux privations volontaires ! Dans un tel contexte, copieusement alimenté par les puissantes sollicitations de la publicité, comment résister à ce flot de plaisirs de la table ?

Dès lors, n'est-il pas inévitable de creuser notre tombe avec nos dents, comme le dit le proverbe ? Il est sans doute plus facile de vivre dans la tempérance dans des pays où règne une moindre abondance de nourriture. On trouve d'ailleurs dans ces contrées « en voie de développement » beaucoup moins de maladies dites « de civilisation » : cholestérol, artériosclérose (taux de mortalité numéro un en Occident), cancers, sans compter les dépressions nerveuses, les insomnies, et tout simplement cette morosité qui accompagne souvent le « trop bien nourri » de chez nous.

On remarque sur les visages de ces peuples moins nantis, parfois acculés à des privations de nourriture, un rayonnement, une joie de vivre, qui attestent d'un « esprit sain dans un corps sain ».

Les « cités de la joie » ne sont pas forcément celles où règnent l'opulence et la facilité, mais celles où l'abstinence est parfois au menu. Il est vrai que le mot de privation nous écorche les oreilles tant il est contraire aux idéaux prônés par nos sociétés d'abondance : ne se sont-elles pas fixé pour but de satisfaire à tous les besoins, même les plus superflus ? Et surtout, d'éviter à tout prix les contraintes ou les manques. Toute la civilisation semble être construite sur la préoccupation de ne manquer de rien. Le pire des maux est en effet la privation, et la peur de manquer habite de manière sous-jacente la plupart des « civilisés ».

Dès la naissance, l'éducation des enfants se fonde sur ces conceptions « modernes », qui creusent allègrement le nid à la délinquance et à l'insatisfaction chronique, produisant des êtres fragiles, de plus en plus dépendants de ce qu'il ont, de plus en plus éloignés de ce qu'ils sont. Il s'agit sans doute du drame le plus grave de notre époque qui nous entraîne loin de notre objectif premier : *le bonheur.*

Afin de sortir de cette ornière, il est rafraîchissant de plonger dans l'univers visionnaire de Sainte

Hildegarde, qui trouve ses racines non dans les modes passagères du temps, mais dans la sagesse éternelle.

Pour souscrire aux lois d'équilibre qui constituent la santé totale, elle nous propose une double exigence, sur tous les plans de la vie : nourrir sans surcharger. Ceci est vrai du mode d'alimentation, de notre vie psycho-affective et de notre vie spirituelle.

Dans nos pays d'affluence matérielle, le risque de surcharge spirituelle ne semble pas à craindre : nous sommes même dans une famine endémique grave qui exige non seulement un surcroît de nourriture, mais une réanimation urgente. Par contre, le corps souffre de pléthore chronique qui épuise ses énergies vitales.

Curieusement, à mesure que se creuse l'indigence spirituelle de nos concitoyens, les maladies de surcharge creusent gravement le gouffre de la sécurité sociale, entraînant une dépendance thérapeutique de plus en plus inquiétante. Paradoxalement, plus on s'occupe de la santé à force de traitements et de soins complexes et plus elle nous échappe !

Les Hounzas, qui vivent une existence sobre en nourriture terrestre et riche en nourriture spirituelle, ne connaissent même pas la maladie, absente de leur vocabulaire ; par contre, ils rayonnent la joie et la bienveillance, malgré des jeûnes de plus de trois mois par an et une alimentation très frugale.

C'est cette grande vérité que Sainte Hildegarde nous propose de redécouvrir grâce à une diète respectant les lois d'équilibre.

C'est ainsi que le jeûne doit faire partie intégrante de la vie de toute personne raisonnable qui souhaite goûter la joie de la santé : pratique d'autant plus indispensable aujourd'hui où il est presque impossible de respecter les grandes lois de l'alimentation. Il est inévitable que des erreurs ne s'insinuent dans notre régime, entraînant des pollutions et surcharges diverses, et donc un risque de maladie accru.

Prévention et thérapie par le jeûne

Pour Sainte Hildegarde, les maladies viennent d'une perturbation des « humeurs », elles-mêmes fondées sur l'équilibre des quatre éléments de base du corps humain et de tout le cosmos : *l'air, l'eau, le feu et la terre.*

La santé, par contre, repose sur des « humeurs douces » (Hippocrate), c'est-à-dire sur un organisme « propre ». Pour prévenir les maladies, il est essentiel de maintenir le corps dans un bon degré de pureté : en éliminant périodiquement les toxines, les substances crasseuses qui encombrent les métabolismes, ralentissent les échanges et se déposent dans les tissus ou les organes. Alors que les dépôts de « mauvais cholestérol » dans les artères provoquent l'artériosclérose, avec risque d'artérite, d'infarctus du myocarde, les dépôts d'acide urique génèrent des rhumatismes, des douleurs articulaires parfois déformantes.

Il est donc essentiel de se débarrasser de ces surcharges indésirables avant qu'elles ne produisent trop de dégâts : l'inflammation chronique des articulations par les dépôts acides dégénère ensuite en arthrose, où les os sont attaqués de manière irrémédiable ; il en est de même de tous les déséquilibres chroniques, comme nous le verrons avec l'étude du stress.

La seule manière d'éliminer les surcharges, comme le soulignait Hippocrate, est la privation temporaire de ce qui les a produites, c'est à dire le jeûne.

Il faudrait écrire un livre entier pour faire justice aux immenses vertus du jeûne, mais d'excellents ouvrages consacrés à ce sujet existent déjà. C'est sans doute la première fois dans l'histoire de l'humanité que, la mode aidant, nous nous privons d'un si grand bien ; nous en payons lourdement les fâcheuses conséquences par les souffrances occasionnées par les maladies, surtout chroniques, qui résistent à de nombreuses thérapeutiques.

Effets du jeûne

Il s'agit d'abord d'un repos digestif, qui permet à « notre médecin intérieur » d'accomplir son œuvre de guérison : les vieilles cellules sont détruites, les déchets du métabolisme éliminés, ainsi que les résidus toxiques accumulés dans les tissus. Alexis Carrel disait du jeûne qu'il « nettoie et transforme nos tissus ».

Suivant de nombreux médecins, *le jeûne hebdomadaire* serait le plus bénéfique : en effet, il évite l'encrassement tissulaire et organique, si difficile à corriger ensuite. Par ailleurs, il n'implique aucune fatigue ni rupture du rythme de l'activité.

Alexis Carrel parle d'une nourriture « tantôt abondante, tantôt rare », qui permet de maintenir l'organisme dans un état de propreté.

Que se passe-t-il pendant le jeûne ? L'organisme est-il privé de tout apport nutritif au point d'être en danger de mort ? En réalité, il continue à se nourrir… en se mangeant lui-même. Non, ce n'est pas une pratique cannibale, car il s'agit d'une autophagie intelligente : digérer le superflu, les stocks accumulés de manière indésirable dans telle ou telle partie de l'organisme ; les graisses, le glycogène, les protéines en surcroît sont tout d'abord transformés en énergie.

Alors que les réserves fondent, les organes vitaux sont préservés, tel le cerveau qui conserve son poids. Les organes sont régénérés en profondeur et rajeunis, fortifiés dans leur vitalité première.

Le jeûne suivant Sainte Hildegarde

La méthode de jeûne préconisée par Sainte Hildegarde a le grand mérite d'être remarquablement efficace tout en étant tout à fait adaptée à notre mode de vie occidental : elle n'est pas extrême, mais progressive et ne crée pas de sentiment de faim ou de manque. Elle est donc facile à mettre en application, sans risque de carences et sans trop de désagréments.

Alors que le jeûne intégral nécessite un arrêt complet d'alimentation, le jeûne proposé par notre amie est beaucoup plus convivial, tout en étant peut-être aussi efficace : il ne s'agit pas d'interrompre toute prise alimentaire, ce qui entraîne forcément un certain « stress » (ne serait-ce que sur le plan psychologique), mais d'aménager pendant une certaine durée un programme alimentaire réduit, qui nourrit sans encrasser et qui, de surcroît, possède une grande valeur désintoxiquante et revitalisante.

À base d'épeautre et de légumes, assaisonnés avec des épices appropriés, la *soupe du jeûneur* est prise à midi ; le matin et le soir, on boit des tisanes et des jus de fruits ou de légumes. Ce n'est pas une monodiète lassante, car il est possible de varier les légumes ou les fruits ; seule demeure la « base » d'épeautre, qui utilise toutes les vertus cachées de cette céréale pour reconstituer la chair et le sang, nettoyer le métabolisme et combler en même temps les carences.

Après un ou deux essais pour s'y habituer, cette diète peut être maintenue pendant des périodes assez longues, tout en permettant de poursuivre ses activités, ce qui n'est pas possible dans le cas du jeûne intégral, qui nécessite une coupure totale de la vie active (s'il est long), et un temps de récupération non négligeable, sans compter les précautions délicates pour en sortir.

Les jeûnes intégraux ne peuvent être menés que sous surveillance médicale en clinique spécialisée, ce qui n'est absolument pas le cas du jeûne de Sainte Hildegarde, que l'on peut suivre facilement chez soi ou en résidence de santé.

Déroulement du jeûne hildegardien

Avant de commencer le jeûne proprement dit, il est souhaitable de se préparer par deux ou trois jours d'alimentation allégée, en supprimant les mets trop lourds à digérer, les viandes, les laitages, la charcuterie. Il s'agit déjà d'un jeûne relatif, concernant l'abstention d'aliments encrassants.

On commence ensuite le jeûne avec une tisane, un thé léger ou un café d'épeautre. Les boissons peuvent être préparées d'avance, pour toute la journée, dans un thermos.

Les tisanes de fenouil, de camomille ou de sauge peuvent être alternées, légèrement sucrées avec du sucre roux, de manière à en boire près de deux litres dans la journée.

À midi, on prendra la *soupe du jeûneur,* que l'on confectionne avec des flocons ou des grains d'épeautre, cuits avec des légumes. Le grain d'épeautre demande une bonne heure de cuisson, tandis que le gruau (obtenu en moulant pendant quelques secondes le grain au moulin à café) cuit en vingt minutes et que les flocons sont d'une préparation instantanée.

Les légumes peuvent varier d'un jour à l'autre : suivant la saison, on utilisera du fenouil, des carottes, des courges ou courgettes, des betteraves rouges, des navets, des bettes, avec éventuellement des pois chiches (trempés depuis la veille).

Le tout doit être salé avec mesure et assaisonné de trois condiments : le serpolet, l'anthémis et le galanga (de sorte que le goût soit modérément fort, suivant la sensibilité de chacun).

Cette « soupe du jeûneur » peut être moulue au moulin à légumes ou se présenter sous forme d'un plat appétissant, composé d'une céréale agrémentée de légumes, le tout cuit avec des bonnes herbes et des épices : bref, un plat unique des plus savoureux !

Ceci ôte tout caractère austère à ce type de régime, qui peut se poursuivre sans risque pendant plusieurs jours, voire deux à trois semaines, avec l'habitude.

On sera surpris de la rapidité et de la profondeur des résultats, tels que nous les observons dans notre centre de santé, en cinq jours de cure !

L'après midi, on continuera de prendre des boissons à volonté, tout en vaquant sans difficulté à ses occupations. Une marche au grand air facilite les processus d'élimination.

Le soir, on prend des jus de fruits tièdes ou des jus de légumes qui complètent les apports en vitamines et oligo-éléments. Une tisane de camomille, de menthe ou de cynorhodon assure un bon sommeil.

Au matin suivant, on peut favoriser l'élimination intestinale en prenant six « pilules purgatives » de Sainte Hildegarde, qui éliminent les substances crasseuses sans chasser les minéraux ou oligo-éléments, comme le font les laxatifs courants. On peut aussi consommer quelques « biscuits laxatifs au gingembre », qui permettent une élimination douce.

Durée du jeûne

Il convient d'être progressif dans la familiarité avec le jeûne, qui est une arme très efficace contre les pollutions internes. En raison des troubles dus à l'élimination des toxines accumulées depuis longtemps, il convient de commencer par un jour isolé, par exemple une fois par semaine. Cette coupure hebdomadaire est tellement bienfaisante qu'à elle seule, elle suffit à écarter de nombreux problèmes de santé. Si on maintient un tel rythme, on assure déjà près de deux mois de jeûne par an !

Une fois prise une routine si salutaire (par exemple le jeûne du vendredi), il est difficile de s'en passer, tant l'organisme semble réclamer ce repos bienfaisant, où il consacre toutes ses énergies à « se refaire une santé ».

Après cette période de familiarisation, il sera possible d'envisager un jeûne de trois jours, par exemple lors des changements de saison, qui sont des moments privilégiés pour décrasser l'organisme.

Difficultés, contre-indications

Le jeûne est une thérapie puissante qui ne saurait rester neutre ; si elle affecte peu la personne dont l'organisme est propre, elle entreprend chez ceux qui ont laissé la pollution et les surcharges les envahir un nettoyage intense, qui se manifeste souvent de manière sensible ; il en est de même que pour une habitation propre et en bon ordre, qui nécessitera peu d'entretien par rapport à une maison sale et désordonnée, qui exigera un sérieux effort de remise en ordre et de nettoyage.

Face aux agressions de régimes mal adaptés, notre médecin intérieur n'attend qu'une opportunité : celle de lui laisser la possibilité d'intervenir. Or, si notre corps est sans cesse encrassé par de nouveaux détritus, il ne dispose ni du temps ni de l'énergie nécessaires pour effectuer correctement son travail de remise en ordre. Il essaie alors de combattre les désordres engendrés par ces erreurs en parant au plus pressé, essayant par tous les moyens de « sauver les meubles », mais il est vite débordé par l'accumulation des résidus toxiques qu'il ne parvient plus à maîtriser. Il essaie alors de s'adapter à un pis aller pour maintenir, sinon la vie, du moins la survie du corps, appelant au secours à diverses reprises par des crises douloureuses, qui sont autant de signaux d'alarme.

Or, c'est par le repos digestif volontaire que nous offrons à notre médecin intérieur l'opportunité de remettre en ordre tous les troubles occasionnés par un comportement inadéquat.

Le jeûne possède donc une double portée : préventive et curative. Préventive, en permettant à la « Vis medicatrix naturae » (ou force vitale ou « viridité ») d'accomplir son œuvre de désintoxication et de régénération, avant que le danger de maladie ne se manifeste ; curative, en tentant de remettre en état les métabolismes déréglés à la suite d'erreurs répétées et prolongées.

On pourra donc l'utiliser dans cette double optique : le jeûne pratiqué une ou deux fois par semaine permet une prévention solide en effectuant un nettoyage régulier empêchant l'accumulation de toxines ; le jeûne curatif demandera des périodes plus longues afin de laisser à l'organisme le temps de réparer ses blessures.

Même alors, il conviendra de lui adjoindre un jeûne régulier pour consolider les résultats et empêcher les rechutes. Si la maladie est sérieuse, il conviendra de consulter un spécialiste du jeûne pour envisager un éventuel séjour en clinique spécialisée.

S'il s'agit de maladies chroniques courantes, telles que rhumatisme, insomnie, maux de tête, colite, troubles digestifs, hypertension artérielle, maladies de peau, asthme, lithiase, état précancéreux… (cette liste n'étant pas exhaustive), il est sans doute possible d'envisager une cure chez soi.

La diète proposée par Sainte Hildegarde s'y prête merveilleusement bien, en n'exigeant pas d'arrêt d'activité. On peut d'ailleurs l'adapter « sur mesure », en consommant une quantité plus ou moins grande de nourriture, répartie sur un ou deux repas… De cette manière, il est possible d'intervenir – ou plutôt de laisser intervenir – le médecin intérieur, d'une manière personnalisée. On peut aussi établir une progression douce, permettant de s'adapter en douceur à cette nouvelle « thérapie » sans se dégoûter par une ascèse trop rigoureuse.

Le gros-mangeur gros-buveur et non moins gros-fumeur établira son plan de régénération en plusieurs étapes : il commencera par réduire la cigarette, puis les alcools, enfin la charcuterie. Si ce n'est pas possible, il pourra quand même commencer la cure de désintoxication, qui produira à elle seule ses effets. Il n'est pas rare de voir les autres problèmes se normaliser d'eux-mêmes à cette occasion.

Après un temps d'adaptation, il entreprendra au moment opportun (conditions de calme et de faible activité) le jeûne décrit ci-dessus pendant un ou deux jours, puis une semaine ou dix jours. Cette progression permettra d'éviter les cataclysmes intérieurs occasionnés par une débâcle toxinique difficile à maîtriser ! Celui qui a laissé les nuages de la bile noire s'accumuler au-dessus de sa tête ferait mieux de les laisser se dissiper avec un faible vent, plutôt que de les crever d'un coup en recevant des tornades sur la tête !

De cette manière, le corps va réapprendre à vivre ; mais il n'empêche qu'il faudra quand même faire le ménage. Il est important de bien connaître les effets produits par « la brosse intérieure », qui peuvent inquiéter parfois la personne non entraînée.

Désagréments du jeûne

Dès que commence le jeûne, la purification se met en route dans différents organes et s'extériorise par des voies privilégiées : c'est ainsi que la langue perd sa couleur rosâtre pour devenir franchement blanche, se couvrant même, dans certains cas, de mucosités. Rien de plus normal puisque les toxines commencent à sortir en masse par tous les pores de la peau ! C'est même à cet endroit que se situe notre thermomètre par rapport à l'évolution du jeûne : « les humeurs douces » se signalant par une langue d'un beau rose, comme celle d'un nourrisson (en bonne santé). Cependant, si l'on attend ce signe – qui signale la fin du processus de désintoxication – pour cesser le jeûne, on risque de s'impatienter, car il survient seulement au bout de plusieurs semaines de jeûne : deux à cinq en général. Il faudra donc se résigner en général à s'arrêter avant, sauf dans un séjour en clinique sous surveillance médicale.

D'autres troubles peuvent se présenter : maux de tête, parfois violents, indiquant une débâcle de toxines dans le sang, qui doit attendre le travail d'élimination du rein et de l'intestin avant d'être épuré. Pour la même raison, des boutons peuvent apparaître sur la peau, des nausées à cause de purifications de la vésicule biliaire, une recrudescence de douleurs rhumatismales à cause des mobilisations d'acide urique dans les tissus, etc. Ces troubles sont absolument normaux et ne doivent pas nous inquiéter.

S'ils prenaient des proportions inquiétantes, ne pas hésiter à consulter un médecin averti de ces questions. La meilleure conduite à tenir sera la patience : attendre quelques heures ou quelques jours la fin de l'orage. Après un tel nettoyage, on se sent léger, joyeux, régénéré, plein de force et d'entrain.

Effets spirituels du jeûne

En raison de l'unité essentielle de la personne humaine, il est évident que ce qui purifie le corps purifie aussi l'âme, et vice versa. La purification corporelle, menée assez loin par le jeûne, libère l'âme de ses entraves corporelles et la dégage de l'emprise du monde, pour lui permettre de trouver sa respiration en Dieu.

Cette double nature, terrestre et céleste, ne peut s'équilibrer que si nous la respectons dans son intégrité : trop d'attache à la terre est aussi nuisible qu'un angélisme éthéré. Dans notre monde matérialiste, nous sommes tellement englués dans la matière que seule l'élévation de l'âme peut rétablir l'équilibre. À cela, le jeûne contribue très efficacement, conjointement avec la vie spirituelle proprement dite dont nous parlerons plus loin. En ce sens, le jeûne fait partie des « œuvres saintes » dont nous parle notre amie :

« Comme l'éclat du soleil illumine le monde entier et ne faiblit jamais, l'âme est toute entière présente dans la petite forme de l'homme, dont les pensées lui permettent de s'envoler dans toutes les directions : les œuvres saintes l'élèvent vers les étoiles dans la louange de Dieu, les œuvres mauvaises la précipitent dans les ténèbres. » (p. 112)

C'est ainsi que le jeûne nous dégage de l'emprise des sens : en maîtrisant le goût, nous tenons en respect tous les autres sens, qui cessent de nous tyranniser et de nous rendre esclaves. Dès lors, notre vie spirituelle peut s'épanouir dans « l'amour du Christ » et la sagesse éternelle :

« L'homme qui agit conformément au désir de la chair, et qui oublie les biens des cieux, devient lui-même une créature nocturne. Mais lorsqu'il pratique par l'âme et dans le feu de l'Esprit-Saint les vertus dans l'amour du Christ, il peut refroidir les désirs de la chair. » (p. 114)

Le jeûne pratiqué une à deux fois par semaine est ainsi un moyen irremplaçable pour nous élever au-dessus de la glu de nos passions, pour vivre dans la joie et la liberté des enfants de Dieu.

Si le plaisir inepte s'écrie : « En moi, je trouve la douce vie et un chemin épatant ; pourquoi devrai-je m'imposer des restrictions ? Cette vie dans laquelle j'ai été créé, c'est Dieu qui me l'a donnée, et pour cela, qu'y a-t-il à redire s'il y a quelque joie dans ma chair ? » (Vit. mer., I, 25), l'aspiration à Dieu répond :

« Comment peux-tu mener une existence aveugle et muette pour la véritable vie où il n'y a point d'obscurité ? Je sais que la vie de ce monde se dessèche comme de la paille. Aussi j'aspire à la vie qui ne finira pas, à l'harmonie du ciel et aux joies des anges et des bons esprits. » (Vit. merit. I, 26)

Ainsi le jeûne est-il un chemin de sainteté auquel chacun pourra aisément avoir recours en suivant les conseils pleins de sagesse de notre amie : ni trop, ni trop peu, la voie du milieu et de *l'équilibre entre le ciel et la terre !*

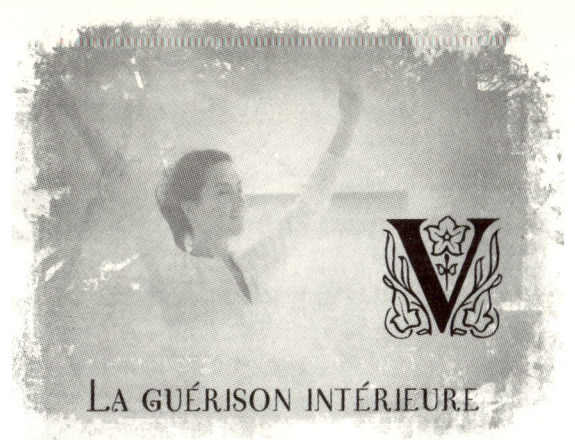

La guérison intérieure

La base de la colonne de la sainteté, c'est le Christ.
Sainte Hildegarde

Après avoir envisagé la santé de notre corps, il est temps de considérer les deux autres plans : l'esprit et l'âme. Nous ne pouvons cependant traiter de ces sujets sans les replacer dans notre contexte de vie actuel, qui voit naître des pathologies nouvelles, des problèmes d'une ampleur sans précédent dans le cours des siècles.

Nous consacrerons quelques pages à l'un des syndromes majeurs des temps modernes, et dont l'incidence sur notre équilibre psycho-spirituel est déterminante : le stress.

Nous parlerons ensuite de l'épidémie galopante de ce siècle : le matérialisme, que notre amie appelait « incroyance » et qui est pour elle la source de tous les maux.

Un mal sournois

Parmi les attraits et les charmes de notre monde moderne se présente une nouvelle religion, un dogme incontournable : le confort. En dehors des bienfaits qu'il nous procure, il occupe cependant une telle place dans notre vie qu'il devient parfois une obsession dangereuse. Afin de combler cette aspiration à l'abondance matérielle, nous sommes bombardés par un afflux incessant d'excitations sensorielles, qui nous projettent à la périphérie de nous-mêmes, dans une vie superficielle et pleine de soucis.

Ces multiples sollicitations représentent même une agression constante qui nous entraîne malgré nous dans un éparpillement de nos pôles d'intérêt, au point que l'essentiel reste occulté et enseveli sous l'amas d'informations et de bruit.

Les objets de consommation prennent une telle importance qu'ils envahissent tout, se déversent à flot jusque dans notre salon, au milieu même des émissions de télévision. Ils s'imposent à nos sens de manière brutale et inévitable, jalonnant les routes, inondant les magazines et les magasins de leurs messages doucereux et séducteurs.

Pour répondre à cette marée de faux besoins, nous sommes acculés à une course incessante, afin d'acquérir des « biens de consommation » toujours plus « indispensables ». Cette soif de consommer se transforme rapidement en fébrilité, en inquiétude, en insatisfaction de ne pas encore posséder tel ou tel article déclaré « primordial » et dont le coût nous oblige à des efforts supplémentaires, à des endettements parfois considérables, causes de nouvelles angoisses…

La nourriture elle-même nous est présentée en conditionnements « prêts à consommer », grâce au passage rapide de la congélation au micro-onde, ce qui évite le plaisir de cuisiner avec amour une nourriture vivante. Tout est bien empaqueté, « hygiénique » et stérilisé.

Nous n'avons pourtant pas à nous inquiéter de cette situation : après ces rudes traitements, notre santé défaillante sera rapidement prise en charge par des spécialistes disposant de remèdes performants, dans des hôpitaux bien équipés, pour soigner nos tumeurs et délabrements, le tout aux frais d'une « protection » sociale à bout de souffle.

Les scientifiques se sont penchés sur ce « mal du siècle », syndrome majeur des temps modernes, auquel ils ont donné le nom de stress.

Cette maladie n'est pas nouvelle et notre sainte, qui ne connaissait pas les géniaux développements de notre civilisation, en décrivait déjà la cause pernicieuse, qui est profondément inscrite dans la nature humaine. Toutefois, elle se serait sans doute préoccupée de l'ampleur de ce fléau dans nos civilisations d'abondance.

Elle nous décrit en détail les effets de l'anxiété et de la peur sur notre physiologie et nous donne des conseils qui peuvent nous aider à sortir d'un cercle vicieux meurtrier pour notre équilibre physique et surtout spirituel.

Avant d'aborder les grands remèdes, voyons tout d'abord le mécanisme insidieux du stress et les blessures qu'il engendre.

Le stress

Le rythme accéléré de la vie moderne impose à notre système nerveux une surcharge de plus en plus grande, de plus en plus pressante, et nous nous trouvons chaque jour confrontés à des agressions psychiques qui nous obligent à nous défendre… ou à prendre la fuite. Face aux conditions changeantes de notre environnement physique, mental et émotionnel, l'organisme doit s'adapter et maintenir, au milieu de ces variables, son homéostasie, son équilibre : par exemple, le pH sanguin (degré d'acidité du sang) doit rester stable, que nous mangions des oranges, des citrons ou des bananes.

Pour ce faire, un mécanisme d'auto-régulation ajuste sans cesse notre biochimie, de manière à maintenir sa stabilité en toutes circonstances. Il en est de même pour la température interne du corps, soumis à des conditions climatiques changeantes. Alors que le froid entraîne une vasoconstriction qui limite au minimum la déperdition de calories, par grande chaleur, la vasodilatation augmente la surface d'échange avec l'extérieur pour rafraîchir le système. De cette façon, grâce à un thermostat bien ajusté, la température interne du corps reste constante.

Pendant l'effort, le cœur accélère son rythme, la respiration s'amplifie et le système musculaire accroît son rendement. Tant que les sollicitations extérieures ne dépassent pas une certaine limite d'intensité, une réaction appropriée de l'organisme rétablit aisément l'équilibre. Cependant, devant une agression trop forte ou trop prolongée qui dépasse sa capacité d'adaptation, un déséquilibre apparaît, dont les conséquences peuvent être désastreuses.

La réaction de l'organisme

Comment le corps réagit-il alors ? Le professeur canadien Hans Selye a étudié systématiquement le stress, qu'il définit comme une « réaction stéréotypée et non spécifique de l'organisme à une agression donnée ». Qu'il s'agisse d'une atteinte virale, d'un bruit assourdissant, d'une mauvaise nouvelle, d'une joie trop intense ou d'un danger subit, la réponse de l'organisme est identique et se déroule en trois phases successives :

- Tout d'abord *une réaction d'alarme*, déclenchée par le système autonome, et principalement le système orthosympathique, prépare notre corps à « parer le coup ». La respiration s'accélère, le cœur bat à toute vitesse, les muscles se contractent.

Cet état d'alerte correspond à ce que vivaient nos ancêtres, en proie à des problèmes de survie ou face à l'agression de bêtes sauvages. Il semble que le rythme de la vie moderne impose à notre système nerveux la même pression constante que si nous étions menacés en permanence par un ours ou un lion ! Quand on voit les habitants des grandes villes, on les croirait poursuivis par quelque bête féroce…

- *Une étape d'adaptation* s'installe alors, au cours de laquelle l'organisme tente de composer avec l'agression de manière à assurer sa survie ; nous voyons ainsi le gros fumeur ne plus donner de signes apparents de malaise face à une consommation énorme de cigarettes, alors que le non-fumeur suffoque à la première bouffée… Avec la poursuite de l'agression, l'organisme se protège : les tissus pulmonaires du fumeur se sclérosent et forment une sorte de carapace pulmonaire, ce qui empêche de ressentir de gros troubles.

- Cependant, ces dispositifs de résistance finissent un jour par céder, les mécanismes de régulation ne fonctionnent plus, l'énergie vitale ne parvient plus à tenir l'état de siège, et nous arrivons alors à *la phase d'épuisement*. Hans Selye a pu vérifier « qu'aucun organisme ne peut vivre de façon continue en état d'alerte ». Le stress prolongé débouche sur ce qu'il appelle « le syndrome d'adaptation générale », responsable de tous les maux psychosomatiques actuels.

Du fonctionnel à l'organique

Au-delà de la capacité et du maintien de l'équilibre, le désordre s'installe dans la physiologie et les troubles, jusque-là « fonctionnels », c'est-à-dire limités à une perturbation des fonctions, provoquent alors des lésions organiques : nous voyons apparaître le cortège des maladies psychosomatiques déclarées, telles que l'ulcère, l'asthme, la migraine, les maladies cardio-vasculaires, l'hypertension, les troubles digestifs, la colite... qui s'expliquent par des perturbations biochimiques, hormonales et mécaniques.

Par exemple, l'ulcère peptique se déclare à la suite d'une sécrétion excessive et répétée d'acide chlorhydrique dans l'estomac, sous l'effet de sentiments de colère ou d'anxiété ; quand la tension mentale augmente, la tension artérielle suit, l'agitation de l'esprit se traduit par une « agitation » du cœur, des palpitations, de la tachycardie, voire par une maladie cardio-vasculaire déclarée ou un infarctus du myocarde ; l'obésité se développe souvent chez des personnes anxieuses et s'accroît encore à chaque perturbation émotionnelle. Sainte Hildegarde nous décrit de manière imagée les tempêtes humorales qui se déclenchent lorsque nous sommes soumis à l'angoisse ou à la colère, et plus généralement, les fluctuations qui agitent les humeurs du corps... lorsque nos humeurs changent :

« Ainsi les humeurs peuvent s'insurger avec la férocité du léopard contre l'homme, avant de s'adoucir ; elles trahissent souvent leur changement avec la démarche du crabe, avançant, puis reculant ; elles sont parfois aussi changeantes que le cerf, elles bondissent, elles s'excitent contre lui ; parfois, elles ont la rapacité du loup, ou bien elles envahissent l'homme avec les propriétés conjuguées du cerf et du crabe. Mais elles peuvent être aussi comme le lion qui veut faire montre de sa force inépuisable ou bien, comme le serpent, elles apportent soulagement ou aigreur ; parfois, elles simulent la douceur de l'agneau, ou bien elles grondent comme des ours en colère, joignant les qualités de l'agneau à celles du serpent. Bref, les humeurs ne cessent de changer dans l'homme, de la manière indiquée. » (p. 50)

Notre amie nous fait remarquer que les influences sont réciproques et se renforcent mutuellement, créant un cercle vicieux : si les mouvements de colère déclenchent des tempêtes humorales qui affectent notre santé, les humeurs viciées par une mauvaise alimentation engendrent aussi la tristesse, l'agressivité ou l'agitation :

« Cette véritable inondation (humorale) met également en branle les viscères de la région ombilicale, frappe les veines rénales, déclenche une crise de mélancolie qui trouble le sujet et provoque une tristesse sans cause apparente... » (p. 53)

Par contre, des humeurs en équilibre assurent une bonne santé et une bonne intelligence :

« Au contraire, si les humeurs citées viennent à se répartir par tous les membres de l'homme sans humidité excessive, dans un équilibre tempéré et dans une juste mesure, l'homme garde un corps sain, et sa connaissance du bien comme du mal prospère. » (id.)

Autrement dit, on vit avec un esprit sain dans un corps sain...

Les pensées

Sainte Hildegarde nous explique aussi l'influence subtile de nos pensées sur notre santé : alors que des pensées pacifiées maintiennent les humeurs en équilibre, les pensées mauvaises déclenchent des viciations humorales et génèrent de la bile noire :

« L'âme demeure dans le cœur comme dans une maison et fait entrer et sortir les pensées comme par une porte, elle les considère comme par une fenêtre, et en vertu de leurs fonctions, elle les conduit jusqu'au cerveau comme la fumée d'un feu allumé s'échappe de la cheminée... Quand dans un être humain (par suite de pensées mauvaises et perverses), des sucs mauvais et fétides sont suscités, ils envoient au cerveau une fumée nocive. » (p. 100)

Par exemple, lorsqu'on « blêmit de jalousie », les vaisseaux se contractent et la circulation est gênée. Puis une maladie pulmonaire apparaît :

« Le cerveau ainsi excité conduit cette fumée par certains vaisseaux sanguins au poumon et lui fait du mal, en sorte qu'il s'enfle passablement et ne peut plus respirer qu'avec difficulté, communiquant au souffle une mauvaise odeur. »

« La dureté de cœur » affecte cet organe qui souffre physiquement des influences nocives générées par des pensées étriquées ou négatives :

« Mais quand les mauvaises humeurs ont dépassé la mesure dans les intestins et la rate et qu'ils ont entraîné le cœur à souffrir aussi, elles retournent à la bile noire et se mélangent avec elle. Et mise en mouvement par ce mélange, la bile noire monte avec les humeurs vers le cœur sous la forme d'une fumée noire et épaisse et le fatigue par de nombreux tourments qui se manifestent soudainement. » (p. 101)

Autrement dit, les pensées ou émotions négatives sont elles-mêmes une agression, un stress, elles ressemblent à un poison qui nous envahit et perturbe nos métabolismes, engendrant des maladies graves. Certains médecins ont montré la corrélation qui existe entre des conflits intérieurs, des émotions négatives comme la peur, l'angoisse, et la naissance d'un cancer… parfois foudroyant.

Nous comprenons les instructions de tous les grands spirituels concernant « la garde du cœur », qui consiste à empêcher les mauvaises pensées d'éclore dans le cœur, au risque d'entraîner de graves perturbations à tous les niveaux de la vie.

Par contre, les pensées positives qui sont basées sur la foi, l'espérance, la compassion, la joie, sont non seulement une prévention solide, mais possèdent à elles seules un effet thérapeutique pouvant venir à bout des maladies les plus graves.

Du physique au psychique

Au-delà d'un certain seuil d'intensité, variable pour chaque personne, les tensions et perturbations psychiques peuvent engendrer des maladies mentales, qui viennent de l'accumulation de frustrations ou de chocs émotifs importants, les stress les plus éprouvants étant causés par des changements brusques et profonds de conditions de vie, tels que divorce, décès de proches, chômage… À la suite de cela apparaissent dépressions nerveuses, névroses, voire psychoses qui traduisent alors une véritable désintégration psychique.

Sans aller jusqu'à ces extrémités, le stress s'exprime par des syndromes mineurs, mais qui « empoisonnent la vie » et sont l'apanage de la majorité de nos contemporains. Qui ne ressent parfois des coups de pompe soudains, de la fatigue chronique ou encore quelques malaises digestifs ? Si nous allons au fond des choses, la santé étant caractérisée par la joie de vivre, le simple « spleen », le manque de motivation, d'intérêt ou d'enthousiasme est encore une manifestation du stress. Aussi, pourrait-on se demander, qui n'est pas soumis à son influence insidieuse et omniprésente ?

Pour « faire face » à cette affection sournoise, le réflexe le plus habituel consiste à se jeter dans des thérapies souvent complexes et onéreuses, visant essentiellement à éliminer au plus vite les symptômes gênants : on administre des calmants, des somnifères, des tranquillisants, des pansements gastriques ou intestinaux, des anti-dépresseurs, bref toute une pharmacopée qu'il faudra enrichir ensuite des remèdes nécessaires pour soigner les déséquilibres créés par les premiers.

Résidus et blocages

Or que sont les stress ? Ne sont-ils pas comme des résidus étrangers qui nous encombrent, provoquant des « blocages », des peurs, des angoisses, des frustrations, des troubles émotionnels et psychiques qui s'expriment par des comportements inadéquats, traduisant un manque d'épanouissement ? Incapables d'utiliser toutes nos facultés, nous nous sentons limités, « mal dans notre peau », insatisfaits, blessés…, tout en sentant que nous pouvons vivre beaucoup mieux : c'est ainsi que nous apparaissons tels que nous ne sommes pas et ne vivons pas tels que nous sommes ! C'est seulement en étant libérés de ces scories, de ces blessures, que nous pouvons « devenir ce que nous sommes », retrouver notre véritable liberté, dans la simplicité et l'innocence des petits enfants et nous écrier enfin : « *Libera sum !* Je suis libre ! Je suis la libérée ! » (Scivias, III, 8)

Comme un écran de fumée...

Tout se passe en effet comme si les stress formaient une sorte d'écran de fumée ou de voile qui masque notre « cœur profond » et nous fait prendre notre contenu psychique ordinaire et limité pour notre vrai moi. Ces impressions du passé, les résidus du subconscient, sont les traces et blessures imprimées en nous après chaque expérience traumatisante ; même s'ils paraissent oubliés, ils demeurent comme des centres de force qui continuent à émettre leur énergie, plus ou moins vigoureusement, selon l'intensité émotionnelle qui leur a donné naissance. Nos schémas de comportement se nourrissent de ces impressions, dont ils ne sont finalement que le résultat plus ou moins lointain.

Prenons l'exemple d'un enfant qui, lors d'une baignade, « boit la tasse » et frôle la noyade. La panique peut revêtir une telle intensité qu'un gros stress s'est formé dans sa physiologie. À l'âge adulte, notre rescapé va redouter le contact de l'eau et, s'il ne peut l'éviter, ressentir un malaise inexplicable…

À l'origine de cette peur se trouve cette impression dans le système nerveux. Les empreintes passées constituent ainsi des « latences » qui génèrent des impulsions, qui poussent à d'autres actions. Les blessures ainsi formées sont responsables de perturbations dans le comportement ; ainsi, nous sommes coupés, comme par un écran de fumée, de notre nature profonde, de notre cœur, où est imprimé « le sceau » de notre ressemblance divine.

C'est ainsi que nous vivons à la périphérie de nous-mêmes, dans une sorte de rêverie permanente qui nous ballote dans le passé (qui n'existe plus) ou le futur (qui n'existe pas encore), comme nous le montre cet exemple imaginaire et pourtant familier : *« Je suis fonctionnaire, dans un bureau encombré de papiers, saturé de fumée et de bruits discordants… C'est alors que mon esprit « bat la campagne » : je me vois déjà goûter avec délice la joie des vacances, je me prends même à compter les jours qui me séparent de l'évasion convoitée, et si mon patron me reproche d'avoir l'esprit ailleurs, je compose vite une mine étonnée, avant de reprendre le fil de ma douce rêverie, tissée de merveilleux souvenirs d'enfance.*

Je me console même en le voyant, lui aussi, montrer des signes évidents de vague à l'âme… L'approche des vacances se traduit partout au bureau par une sorte de fébrilité à peine contenue. Quand vient enfin l'heure de partir à la mer, je me sens pousser des ailes.

… Une fois installé au soleil sur une plage de la Côte d'Azur, je jouis du contact brûlant avec le sable, de la fraîcheur des embruns et des joies de la baignade ; envolées les contraintes professionnelles, à moi la griserie de l'évasion et de la liberté ! Hélas, au bout de quelques jours, voici que me reviennent les impressions du bureau confiné et surchauffé, de ces quatre murs où je devrai encore passer onze mois de l'année, et cette idée des vacances qui s'amenuisent me crée une répulsion de plus en plus grande qui vient polluer mon plaisir et me donne des angoisses et des insomnies…

Confortablement installé devant un merveilleux coucher de soleil ponctué de chants d'oiseaux, au moment où la nature s'apaise dans le silence de la nuit, je me sens inquiet, l'esprit agité à l'idée que c'est bientôt la rentrée, le moment de retrouver les contraintes de la vie professionnelle, la grisaille du quotidien…

Le cycle des impressions passées, des désirs futurs, des projections mentales forment dans ma conscience un rideau de « résidus » qui m'empêche de vivre le présent, de voir la nature et les êtres « comme ils sont » et je suis ballotté comme un automate dans une sorte de rêverie permanente. Si de surcroît, je dois essuyer au retour sur l'autoroute l'affront d'une queue de poisson, malgré les heures enchantées de la Côte d'Azur, un mouvement de colère me saisit à la gorge. Arrivé au travail la nostalgie me reprend de nouveau : aurais-je laissé le soleil des vacances au-dessus de la mer, poursuivant seul son jeu éternel avec les vagues et les embruns ? Très vite, les impressions de ce proche passé viennent me tenir compagnie pendant l'année laborieuse, et sur mes livres de compte, je me prends à calculer... la date des prochaines vacances ! D'année en année, j'assiste impuissant à ce même scénario, jusqu'à la retraite, où le rideau se tirera... sur le même théâtre : je pourrai tout à loisir ressasser les joies et les aléas d'une vie bien remplie. »

L'éternel présent

Quand cesserons-nous donc de vivre sur les impressions du passé, nous contentant de réagir aux sollicitations intérieures ou extérieures, ballotés dans le jeu de nos émotions, parfois de nos fantasmes ?

Quand deviendrons-nous donc adultes, capables de vivre pleinement le présent, totalement éveillés aux responsabilités de l'instant, jouissant pleinement de la richesse de tous les moments précieux de notre vie ?

Quand cesserons-nous d'être esclaves des situations et retrouverons-nous notre liberté ? Pris au piège des conceptions, des réactions, des « a priori » qui ne sont que l'expression de ces latences, la réalité nous échappe sous le voile des fluctuations mentales. Vient-on à rencontrer quelqu'un, on raconte son « petit monde », on écoute sans entendre, on regarde sans voir...

Alors, comment faire pour briser ce cercle vicieux ? Sainte Hildegarde nous offre diverses approches pour résoudre ce problème, suivant qu'on l'aborde sur le plan physiologique, psychologique ou spirituel. Cette distinction est en réalité un peu artificielle : en effet, la personne forme un tout, qui n'est pas isolé non plus du reste de l'humanité ou du cosmos.

L'interaction avec « les forces de la nature » (les vents, le soleil, la pluie, la lune, les marées…) est aussi évidente que la communion des saints, les relations subtiles qui s'établissent avec le monde angélique et divin… Le père Alphonse Berkmüller nous résume l'enseignement de Sainte Hildegarde concernant ces différents plans :

« Au cours des siècles, à la suite de Platon, la théologie a désincarné l'homme en considérant le corps comme la prison de l'âme, un instrument de chute dont il fallait s'affranchir à tout prix. En réaction contraire, le mouvement de sécularisme a restitué à l'homme sa corporalité, mais en l'exaltant aux dépens de la dimension spirituelle. Pour le scientifique, l'homme n'est plus qu'un animal supérieur, terme de l'évolution. La médecine, toujours plus spécialisée mais fragmentaire, le dissèque et analyse le fonctionnement de chaque organe et faculté mentale (psychanalyse). Hildegarde ne dissocie jamais l'âme et le corps. Pour elle, la corporalité est une image de la splendeur de Dieu, le sommet de son œuvre. L'être humain, corps et âme, est le cœur de la création, le centre du cosmos. Si l'ordre cosmique est perturbé, il se produit une division de ses éléments fondamentaux qui entraîne toutes sortes de misères et de maladies. Nous devons chercher la réponse à ce dilemme dans l'ensemble des œuvres d'Hildegarde, aussi bien les écrits théologiques et anthropologiques que médicaux. Chez Hildegarde, le tout ne se morcelle pas. Chaque partie est dans le tout comme le « tout » dans chaque partie. » (Père, p. 167)

Cependant, pour la commodité du discours, elle distingue l'âme « céleste » et le corps « terrestre ». Entre les deux, il existe un troisième élément, le « moi », qui décide de suivre les penchants du corps ou les aspirations de l'âme. Elle nous introduit ici de plein pied dans le combat spirituel, où notre liberté intervient pour choisir le temporel ou l'éternel, le fini ou l'infini, le plaisir sensible ou la félicité des profondeurs… Les forces des ténèbres nous poussent sans cesse dans le filet des attachements, alors que l'appel divin nous invite à nous élever vers la lumière.

Sainte Hildegarde se préserve cependant de tout excès, elle a bien les pieds sur terre et sait que « celui qui veut faire l'ange fait la bête ». Aussi, elle nous convie à respecter les lois d'équilibre et à demeurer avec « les pieds sur terre et la tête dans les étoiles » : notre santé est véritablement suspendue entre ciel et terre… Nous adopterons donc la distinction corps, esprit, âme que l'on retrouve aussi chez Saint Paul.

L'homme charnel

Notre « corps » est la zone du sensible, où arrivent par les cinq sens les informations venues du monde extérieur ; il est le siège des sensations, du plaisir et du déplaisir, des passions, de l'instinct, des émotions (peur, fantasmes, imaginaire). C'est le lieu de l'inconscient, des besoins plus ou moins bien connus, avec ses blessures, ses frustrations…

L'accumulation de bile noire alourdit et enténèbre cette région, en accroissant les zones d'ombre, nous plaçant sous la tyrannie des sens : ceux qui s'adonnent à des excès d'alcool, de mets lourds et toxiques, souffrent d'un réveil de leurs passions qui risquent de se déchaîner : violence, pulsions déréglées, cauchemars, agressivité, tristesse, tendances suicidaires, mélancolie ; c'est dans ce jardin que poussent les « fleurs du mal », qui exercent parfois une fascination morbide. Sainte Hildegarde nous décrit ces zones des ténèbres avec un réalisme impressionnant :

« Chaque fois que le corps de l'homme agit sans discernement en mangeant ou en buvant, les énergies de l'âme s'en trouvent brisées. » (p. 86)

Autrement dit, la licence, l'asservissement aux désirs des sens (sous prétexte d'aimer la vie) nous conduisent à la mort :

« Dans la tourbe du monde, l'impie se répand et titube, il fuit le jour et il bannit l'espoir de la lumière éternelle. Sa nourriture : les trognons pour les porcs.

Parce qu'il refuse de réfréner les désirs de la chair, c'est la vie qu'il refuse. » (p. 57)

La tempérance dans le boire et le manger, le jeûne régulier permettent de s'affranchir de cette emprise et de libérer l'âme de ses entraves. Comme nous l'avons vu, l'utilisation d'aliments sains et de certaines plantes favorise l'élimination de la bile noire et contribue à apaiser les passions. Signalons également l'influence bénéfique des pierres précieuses telles que la calcédoine bleue, l'agate, la hyacinthe… comme nous le verrons plus loin.

Ne croyons pas cependant que notre amie nous pousse à des mortifications exagérées, tant elle est attentive à la voie « du juste milieu ». Elle nous encourage à un mode de vie équilibré, fondé sur une maîtrise des « puissances corporelles », qui doivent s'épanouir dans le service et non se pervertir dans la tyrannie.

C'est ainsi qu'une alimentation saine dans un environnement adéquat, associée avec « la danse méditative », le chant, la marche, l'équilibre dans la satisfaction des besoins, permettent de glorifier le corps. Celui-ci peut ainsi assister l'âme dans son ascension vers les sommets ; à condition qu'il reste sous contrôle de la zone plus intérieure : la psyché.

L'homme psychique

Cette « couche » est la zone du « moi » : c'est le lieu de la connaissance réfléchie, de la volonté, de la mémoire, de la liberté. Elle reçoit ses informations de deux sources, qui n'ont pas toujours le même avis… du corps lui proviennent les influx des désirs, des passions, des attraits des sens et du monde ; de l'âme les aspirations à baigner dans les béatitudes éternelles.

Sa tâche n'est pas simple car elle engage notre liberté : choisirons-nous les œuvres divines ou tomberons-nous sous la domination des sens ? C'est ici qu'interviennent les choix, les jugements, les directions de vie.

Notre « moi », celui qui dit « je », se trouve sans cesse « écartelé » entre ces deux pôles, ce qui faisait dire à Sainte Hildegarde : « L'homme est terrestre suivant sa chair, céleste suivant son âme. » Comment effectuer ces choix parfois si difficiles ? Tiraillés à la fois vers le bas et vers le haut, nous ne pouvons éviter l'âpreté du combat spirituel, qui s'accroît encore par les sollicitations insidieuses des forces des ténèbres, qui sans cesse tentent de nous faire chuter dans les bas-fonds, pour nous ravir le bonheur éternel :

« Je suis heureuse car mon Seigneur me fait belle et pure. Aussi je fuis le conseil mortel du diable, car celui-ci est toujours plus malheureux dans son attitude, parce qu'il met Dieu de côté et ne cesse de tramer des œuvres mauvaises. Je fuis ce Satan, je le fais s'enfuir, car il est toujours malveillant à mon égard, puisque je désire sans cesse Celui qui m'aime, je l'embrasse assidûment et je veux le posséder avec joie en tout et par-dessus tout. » (Scivias, III, 6ᵉ vision, 6)

Pour conquérir la santé totale, il faut gagner, avec l'aide de la grâce, « la victoire de Dieu » sur les forces du mal :

« Je remporte la victoire sur le diable qui est fort et aussi sur toi, haine et envie, et encore sur toi, lubricité, ainsi que sur tous ceux qui s'amusent à me mystifier. » (Scivias, III, 3ᵉ vision, 5)

Ce combat spirituel qui nous suit toute notre vie nous conduit à nous ancrer profondément dans les valeurs positives de la vie et à cultiver les vertus chrétiennes, telles que la foi, l'espérance et la charité.

Par *la foi,* nous choisissons de nous tourner vers les réalités invisibles et spirituelles, nous posons le choix de suivre les préceptes divins. Celui qui s'inquiète trop du vêtement et de la nourriture se prépare ainsi un ulcère d'estomac ou un infarctus du myocarde... Il reçoit de « la foi dans les biens célestes » ce conseil opportun :

« Ton esprit est égaré, car tu ne te confies pas en Dieu qui fournit tous les aliments. Car de même que le corps ne peut vivre sans âme, aucun fruit ne pousse sans la grâce de Dieu. Regarde donc le corps des morts qui reposent dans les tombeaux. Ils ne peuvent rien sans l'âme, lorsqu'ils gisent dans la pourriture :

que l'homme animé de foi saisisse donc la charrue derrière les bœufs de telle façon qu'il puisse en même temps lever ses regards vers Dieu, qui accorde à la terre la verdure et les fruits. Laboure la terre, sans négliger les réalités célestes. » (Vit. merit., IV, 15)

Nous remarquerons qu' « avoir la foi » ne veut pas dire attendre passivement que tout vienne du ciel : il s'agit de mettre la main à la charrue, mais au lieu de maintenir son regard vers la terre, rien ne nous empêche de lever les yeux vers le ciel et de tout accomplir sous le regard et dans la Présence du Seigneur. Ainsi serons-nous préservés du souci, de l'angoisse et de la peur, sources de tant de maladies !

Grâce à *l'espérance,* nous affrontons l'avenir avec confiance et nous accueillons avec sérénité les événements heureux ou malheureux que nous envoie la divine Providence : nous voyons que Dieu est à l'œuvre en toute chose et que tout vient de lui pour notre bien. Cette attitude nous évite les déchirements de la révolte et nous conduit à louer Dieu pour tout ce qui arrive.

Face au désespoir qui s'écrie : « Je ne veux pas être consolé ! Que me reste-t-il sinon la mort ? En ce monde, je n'ai ni joie ni consolation » (Vit. merit. III, 50), l'Espérance répond : « Tu n'as pas un soupçon de la bonté de Dieu. Personne ne peut t'aider si c'est en dehors de Dieu que tu cherches la valeur de toute chose. » (Vit. merit., III, 20) Ainsi, nous sommes toujours joyeux, quoi qu'il arrive, confiants dans l'avenir et la miséricorde du Seigneur. Cette attitude intérieure nous évite les maladies liées à la tristesse : dépressions nerveuses, insomnies, cauchemars, et nous pouvons dormir du sommeil du juste.

La pratique de *la charité* et des bonnes œuvres nous place au cœur du plan d'amour du Seigneur, sous le regard émerveillé… des anges :

« Le corps ne peut se retenir d'œuvrer dans une double voie : selon le goût de la chair et selon le désir de l'âme. Une bonne œuvre de l'âme, c'est comme le plus bel édifice en face de Dieu et des anges, l'œuvre mauvaise est comme un édifice plein de boue et d'immondices. Ainsi, l'âme qui accomplit des œuvres bonnes reçoit-elle les louanges des anges, et à celle qui accomplit des œuvres mauvaises en suivant les goûts de la chair, toute louange est refusée. » (p. 79)

En choisissant d'œuvrer pour le Royaume, nous faisons de notre corps un instrument docile aux motions de l'Esprit, « un vêtement de la Sagesse divine ». Au lieu de constituer un obstacle au passage de la grâce, source d'afflictions diverses et de maladies sclérosantes, il contribue ainsi à « parachever la gloire de Dieu. »

L'homme spirituel

La guérison spirituelle est celle que notre amie développe le plus et qui fait le plus défaut à la connaissance médicale actuelle ; nous allons donc en parler plus longuement.

Si épais et nombreux que soient les nuages des impressions passées, des fautes et des résistances intérieures, le soleil de la Présence divine est toujours là au plus intime de nous-mêmes, près à rayonner la lumière de son amour. Ainsi, les blessures profondément enfouies sont démasquées, guéries par l'Amour dont le toucher délicat cicatrise toute plaie et réconcilie l'homme avec son cœur.

Sainte Hildegarde nous indique le rôle et le message que l'âme nous envoie pour nous maintenir dans les voies du Seigneur :

« ... Ainsi l'âme se répand à travers tout le corps, de même que le souffle des vents pénètre le firmament tout entier. L'âme, envoyée dans le corps par l'action de l'Esprit-Saint, le parcourt tout entier de ses énergies. De même que les souffles des vents parcourent en tous sens le firmament, de même l'âme pousse l'homme à aimer Dieu avec la plus grande ardeur, à pratiquer ces vertus très saintes qui ont la saveur du miel. C'est que les paroles qui sortent de la bouche du Seigneur sont plus douces que miel et que rayon de miel. De même l'âme pénètre avec un zèle extrême le firmament, qui est le corps de l'homme, de l'incomparable ornement de ses vertus et de la plus suave parure de ses œuvres saintes. » (p. 96)

Cette exigence de l'âme pourrait nous plonger dans une grande perplexité, tant nous sommes baignés dans une civilisation de licence et de fausse liberté. Faut-il donc revenir à une morale désuète et étriquée, entravant toutes nos aspirations naturelles ? Une telle perspective serait si anachronique qu'elle produirait l'effet d'un épouvantail... Que signifie donc en la matière la loi du juste milieu ?

Notre amie nous rappelle tout d'abord l'effet pernicieux et tyrannique « d'un goût excessif des choses de la chair », en langage moderne, l'emprise des passions :

« Tant que l'homme en effet prend goût aux choses de la chair, il sera incapable d'embrasser pleinement l'héritage de l'esprit. »

Mais comment brimer ces penchants de la nature sans créer des frustrations insupportables et mutilantes ? Il convient pour cela de diriger notre action, non dans une brimade excessive, source de refoulement dangereux, mais dans la loi de l'amour, suivant le précepte de Saint Augustin : « Aime et fais ce que tu veux ! » En aimant ce qui est plus haut, ce qui est plus bas cesse de nous fasciner, comme en présence du soleil, la bougie perd de son éclat.

Si nous baignons dans la Présence divine, renoncer ne signifie plus la même chose ! Ce n'est plus de renoncer aux choses temporelles qui crée une frustration, mais s'y confiner, comme pour celui qui choisit de s'enfermer dans une pièce obscure éclairée par une bougie, lorsqu'un soleil éclatant brille à l'extérieur. La voie correcte consiste donc à allumer dans nos cœurs l'amour des choses divines ; les objets des sens cessent alors de nous fasciner. En la présence de Dieu, les attaches terrestres desserrent leur emprise... nous découvrons le sens de la liberté, qui est le point culminant de la santé totale :

« Mais authentique est le signe, dans le dialogue qui concerne l'homme, quand il s'efforce d'honorer Dieu en son cœur dans une authentique ferveur. Ainsi, la semence de ton cœur se trouve multipliée, elle est projetée en pleine lumière : c'est que tu as semé en une bonne terre, imbibée de la grâce de l'Esprit Saint. Devant le Dieu suprême, cette semence lèvera, elle resplendira avec une bienheureuse et fructueuse énergie, comme au ciel resplendit la cohorte des étoiles. Qui a donc une foi confiante dans la promesse divine, qui tient à Dieu au sommet de la foi véritable, qui méprise ce qui est terrestre en aspirant à ce qui est céleste, sera du nombre des justes et parmi les enfants de Dieu. Il a aimé la vérité et son cœur était exempt de fausseté. » (p. 15)

L'homme, « clôture des merveilles de Dieu », fait alors pleinement justice au dessein d'amour du Père et demeure à tout jamais dans les béatitudes éternelles ; il s'exclame :

« O douce vie, ô doux embrasement de la vie éternelle, ô bienheureuse félicité en laquelle sont les récompenses éternelles ! Tu es toujours si délicieuse que je ne puis jamais avoir assez de toi. Jamais je ne puis être rassasié de la joie intime qui est en mon Dieu. » (Scivias, III, 3ᵉ vision, 1)

Nous allons voir les différents moyens que nous propose Sainte Hildegarde pour « demeurer en

Lui », pour remplir totalement notre mission, pour puiser aux sources abondantes de la santé, synonyme de sainteté.

Le pilier ferme

Tout d'abord, il convient de « descendre dans notre cœur », de découvrir notre centre, de bâtir sur le roc de la Présence divine ; dès lors, nous ne sommes plus le jouet des fluctuations des événements et nous pouvons proclamer avec le psalmiste : « Mon roc et ma forteresse, c'est Toi ! » Nous vivons alors dans la constance, dans la stabilité et la paix.

« Je suis le pilier ferme, et l'inconstance ne m'ébranle pas. Ni le fort, ni le faible, ni le puissant, ni le noble, ni le riche, ni le pauvre, ne peuvent empêcher que je demeure près de mon Dieu qui, éternellement, ne chancelle pas. » (Scivias, III, 10e vision)

Là où dominent la pureté et la stabilité de la vie divine, la désintégration et le chaos n'ont plus prise, et l'esprit maintient son intégrité et sa bonne humeur... Il suffit pour nous en convaincre de faire une petite expérience : rayons une pierre avec un burin, la marque ne peut s'effacer ; traçons un sillon dans le sable, le vent l'efface et le fait disparaître ; promenons un bâton dans l'eau, le sillon formé se referme aussitôt ; un coup de fouet dans l'air ne se voit même pas... Avec la fréquentation assidue de la vie divine par la prière, les sacrements, l'oraison, les fluctuations des situations ne parviennent plus à nous destabiliser.

Il ne faudrait cependant pas en conclure que l'on devient insensible ou indifférent : au contraire, avec l'approfondissement de la vie intérieure, la sensibilité devient plus affinée, mais la paix des profondeurs devient plus forte que les turbulences des événements :

« La base de la colonne de la sainteté, c'est le Christ. Le sommet, quant à lui, touche les cieux. Lorsque le Christ nous tient, lorsque nous nous reposons sur les sept dons de l'Esprit-Saint, nous ne pouvons plus être renversés par les secousses des ouragans, par les multiples tentations, comme Habaquq l'a dit sous ma dictée : "Yahvé mon Seigneur est ma force, il rend mes pieds pareils à ceux des biches, sous les cimes il porte mes pas." (Hab. 3, 19) Entendons-le ainsi : Dieu qui m'a créé, Dieu, qui est le Seigneur et qui a pouvoir sur moi, est ma force. Sans lui, je suis incapable de tout bien, c'est lui qui me communique l'esprit de vie, source de ma vie, source du mouvement qui m'anime, car c'est lui qui me permet de m'orienter sur tous les chemins que je prends. C'est lui qui, lorsque je l'invoque dans la vérité, Dieu et Seigneur, conduit mes pas dans la vélocité de ses commandements, de même que se hâte le cerf, quand il sent le désir de la source. C'est lui aussi qui me conduira sur ces sommets que ses préceptes m'enseignent et me montrent, c'est lui qui soumet les concupiscences terrestres dans sa force victorieuse.

C'est à lui donc que je rendrai des louanges inépuisables quand je serai parvenu à la béatitude des cieux. De même, en effet, que le soleil au firmament domine les créatures terrestres, de même que rien ne peut le couvrir, Dieu ne peut écarter de lui quiconque en lui aura fixé son cœur autant que son âme. Fixé en lui, il méprise tout ce qui est terrestre ; rien ne pourra ici-bas le scandaliser. Jamais, en effet, la peur de la mort ne l'ébranle, en aucune peine il n'éprouve la misère du temps ; jamais il ne fréquente les repaires des brigands, cette perfidie et cette haine qui, bien souvent, dupent l'homme. Il ne déambule pas non plus dans les tourbillons de l'inconstance, suivant les mœurs insconstantes de ceux qui détournent leur regard du Créateur, accomplissant leurs œuvres selon leur libre arbitre, comme le crabe qui avance et qui recule, ou bien comme la tornade qui dessèche toute végétation. »

Loin de chercher à soumettre uniquement par la force nos passions rebelles, nous nous réfugions dans les bras du Seigneur, nous « fixons en Lui notre cœur ». Paradoxalement, il ne s'agit pas d'un effort harassant, mais d'un repos bienfaisant et régénérateur.

Cette « assise » en Dieu nous protège et nous préserve dans la paix. Nous reposons toujours en Celui qui est notre forteresse et notre joie.

Le repos en Dieu

En effet, non seulement le stress génère des troubles variés, mais il est lui-même source d'une fatigue profonde que le sommeil ne réussit pas à éliminer ; le remède est donc le même, tout simplement le repos. Cependant, à chaque niveau de fatigue, il faut appliquer un degré de repos d'une intensité correspondante : alors que le sommeil élimine la fatigue accumulée pendant la journée, les stress profondément enracinés nécessitent une détente beaucoup plus profonde, un abandon en Dieu, qui effectue alors ses « purifications passives », afin de nous libérer de ces résidus indésirables, de ces blessures, près à s'ouvrir à chaque rappel des événements en cause.

La « sainte oisiveté », ainsi que l'appelait Saint Jean de la Croix dans l'oraison ou la contemplation, nous fait pénétrer dans les profondeurs abyssales de l'être où Dieu réside : dans ce doux abandon à son intimité, telle une mère attentive, Il soigne nos blessures, nous régénère, nous réconforte. Il accomplit en nous ce que nous n'aurions jamais pu réaliser par nos propres forces :

« Qui dois-je craindre ? Je ne veux craindre personne... car le Seigneur Jésus est le Sauveur et le consolateur de toutes les douleurs, et Il a lui-même supporté la douleur en son propre corps. » (Scivias, III, 6ᵉ vision)

Certains parlent de « repos dans l'esprit », en désignant cette influence mystérieuse du Seigneur qui opère dans l'âme ses guérisons secrètes.

En nous laissant purifier par la prière, l'oraison, la pratique des vertus chrétiennes, des sacrements, nous renaissons à une nouvelle vie, libre de l'esclavage des passions et des blessures. Notre regard devient limpide et notre comportement cesse d'être « réactif » pour s'adapter avec souplesse aux événements, qui ne peuvent plus nous atteindre dans la profondeur. Là se trouve la vraie guérison, effectuée sous le regard et le toucher d'amour du Seigneur, lorsque nous nous abandonnons à Lui. Précisons qu'il ne s'agit pas d'un encouragement à la passivité, mais à l'accomplissement dynamique et joyeux des œuvres que le Seigneur nous destine. Au lieu d'agir suivant notre volonté propre, nous agissons avec et en Dieu, ce qui évite tout activisme. L'abandon (de notre volonté propre) n'est pas lascivité ou stagnation passéiste, mais docilité aux motions de l'Esprit, qui souffle comme le vent.

La guérison des blessures

C'est grâce à cette disposition de tendresse filiale et de confiance totale que le divin Médecin peut nous guérir de nos blessures, afin de nous renouveler « dans l'Esprit ». Saint Bernard, contemporain et ami de la sainte de Bingen, nous décrit ainsi le travail du divin chirurgien :

« Comme il est plein de vie et d'énergie, sitôt qu'il est présent, il réveille mon âme endormie ; il meut, il amollit, il blesse mon cœur, dur comme la pierre et bien malade ; il se met à arracher et à détruire, à édifier et à planter, à arroser ce qui est aride, à éclairer ce qui est obscur, à ouvrir ce qui est fermé, à réchauffer ce qui est froid, à redresser ce qui est tortueux, à aplanir ce qui est raboteux, si bien que mon âme bénit le Seigneur et que toutes mes puissances louent son saint Nom… en réformant ma vie, j'expérimente sa bonté et sa douceur, et le renouvellement intérieur qui en est le fruit me fait percevoir son incomparable beauté. » (serm. in Cant. LXXIX, 5-6)

Afin que cette thérapie divine puisse accomplir toute son œuvre de guérison, il convient de nous laisser faire et de ne pas opposer de résistance à la purification qui s'opère en nous.

❧ La purification

La première phase de « l'ascension spirituelle » est dite « purgative » et prépare aux états plus élevés d'union, grâce aux phases suivantes, « illuminative » et « unitive » ; il convient donc de passer par un bon nettoyage avant de vivre les joies et la liberté de l'union divine :

« Le juste s'affermit dans ses voies, l'homme aux mains pures redouble de force. » (Job, 17, 9) Comprenons-le ainsi : l'homme qui aime la justice tiendra le cap de la rectitude par la tension de son énergie, et celui qui demeure pur, loin de ce qui est sordide, gagnera la sainteté par ses bonnes œuvres. S'abstenant de ce qui est mal, il se tourne vers tout ce qui plaît à Dieu, jusqu'à acquérir cette vie qui n'a pas de fin. » (p. 72)

Cette purification poursuivie dans le temps permet un affranchissement des impuretés, des blessures, et c'est alors que plus rien n'empêche la source de couler, c'est la grande réconciliation, « le mariage spirituel » : tout est accompli, le vieil homme a laissé la place à l'homme nouveau, né une deuxième fois dans l'Esprit.

Afin de favoriser cette guérison profonde, nous devons nous réconcilier avec les autres, avec nous-mêmes, avec Dieu.

Le repentir permet à notre âme de se tourner vers le Seigneur et de revenir avec confiance dans les bras du Père :

« L'homme, touché intérieurement par la grâce de l'Esprit Saint, se sent quelquefois alourdi en son âme par le poids de ses péchés. Éprouvant un repentir de ses œuvres malhonnêtes, il adresse alors à Dieu ses soupirs… » (p. 97)

Ce repentir sincère est le préliminaire indispensable de la demande, *le pardon* déjà accordé d'avance par le sacrifice rédempteur, mais qui attend que l'on s'ouvre à son baume salvateur. Le pardon reçu et donné, jusque dans la profondeur de l'âme, opère cette réunification de tout notre être avec les autres, avec Dieu. Il fait partie de la grande thérapie de la réconciliation (d'où le sacrement du même nom). Combien de personnes souffrent dans leur chair ou dans leur âme d'un refus de pardonner ? Il s'agit même d'une cause majeure de nombreuses maladies, parfois très graves.

Ainsi que nous le dit Sainte Hildegarde, les rancœurs cachées, les velléités, les ressentiments génèrent des perturbations humorales profondes qui sont la cause de troubles physiques ou psychiques. Ces tensions ou conflits enfouis dans la profondeur opèrent comme des « stress », qui agressent notre « viriditas », notre force vitale. L'expression courante dit que la haine nous « ronge » et que le ressentiment nous « mine » : ils sapent en effet l'intégrité de notre système immunitaire, qui peut alors s'effondrer, produisant une maladie incurable. Une patiente racontait comment elle perdit définitivement la vue à la suite d'une brouille avec sa fille, non suivie de réconciliation.

Combien de maladies « sans cause apparente », survenues « par hasard », trouvent ici leur explication... et leur thérapeutique ? Si le refus de pardonner a été la cause d'une maladie, le pardon n'est-il pas le seul remède ? Sans transformer le cabinet médical en confessionnal, n'est-il pas nécessaire au médecin d'être attentif à cette cause sournoise, afin de diriger ses patients sur la démarche libératrice et curative de la réconciliation ?

De même que par le jeûne, nous purifions régulièrement notre corps, nous devons purifier notre âme par le pardon, si possible sous le regard du Seigneur, lors du sacrement de Réconciliation. Même si cette initiative nous coûte, sa valeur thérapeutique et salvatrice est irremplaçable. Nous devons donc nous placer fréquemment dans les eaux vives de ce sacrement, tout en veillant à « ne pas aller dormir avant de nous être réconciliés avec tous nos frères ». Cette habitude de vie n'éviterait-elle pas nombre de séparations conjugales ?

Cet acte de guérison nous permet de nous endormir « dans la paix des justes » et à ne pas accumuler les rancœurs un jour sur l'autre. Comme nous l'avons vu pour le stress, c'est la poursuite de l'agression qui provoque les maladies les plus graves. Les ressentiments qui ne sont pas résolus rapidement continuent leur travail de destruction dans la profondeur, entamant l'intégrité de la force vitale ; d'où la nécessité de régler au plus vite, « avant le coucher du soleil », toute source de conflit.

Nous redécouvrons par là ce que notre amie considère comme la fleur parfumée de toutes les autres vertus, et qui nous conduit tout droit au sein de la Jérusalem céleste :

« Les bonnes œuvres sont les montagnes, l'humilité, le mur qui permet à l'âme de gravir la plus haute montagne, celle de la Jérusalem céleste. » (p. 110)

Dans cette disposition d'abandon et d'humilité, nous découvrons nos faiblesses, mais aussi la « bonté » du Seigneur, qui révèle ainsi sa puissance d'amour et de miséricorde. Dans la joie de la réconciliation monte la louange, qui se joint à celle des anges.

❧ *La louange*

Ce n'est pas seulement lorsque « la vie nous sourit » que nous sommes invités à louer le Seigneur, mais en tous temps, en préparation à la vie bienheureuse :

« Louons le Seigneur notre Dieu ! En nous, il a été véritablement magnifié, puisque nous sommes vainqueurs en son nom. Notre courage, c'est sa louange, puisque nous avons grâce à lui dominé ses ennemis, qui sont les nôtres, puisque nous avons cru fidèlement en lui ! » (p. 205)

La louange est véritablement une thérapie majeure pour tous les maux qui se rattachent à la tristesse, à la dépression, au désespoir. Par elle, nous transformons les poisons de la haine et du ressentiment dans le nectar de l'amour, de la gratitude, de l'appréciation. Au lieu de nous opposer dans des conflits extérieurs ou intérieurs, nous sommes réconciliés, réunifiés, pacifiés :

« De même que les fleuves envoient les multiples rivières qui permettent la germination sur terre, de même l'âme, dominant le corps, suscite en lui la charité, l'obéissance et l'humilité, en même temps que d'autres vertus très solides, grâce auxquelles elle incite l'homme, dans la louange de Dieu, à l'exercice des œuvres bonnes. » (p. 102)

Cette attitude habituelle est comme un baume qui cicatrise les blessures, panse les afflictions, fait couler l'onction du pardon et de la miséricorde. Ainsi, le cœur se trouve nourri dans sa foi.

Incroyance et Foi

Pour notre sainte, si l'humilité est la source de toutes les vertus, la cause de tous les maux réside dans « l'incroyance », qu'elle appelle aussi « oubli de Dieu » et qui s'exprime ainsi :

« Je ne connais rien d'autre que ce que je puis voir, sentir et palper… Dans mes nombreuses études et recherches, dans ce que je vois, entends et ce dont je prends connaissance, toujours de nouveau, je ne découvre que la même vie. » (Vit. merit., III, 16)

Avec une attitude centrée sur le « moi », je deviens le jouet des caprices de ma volonté propre : « Si Dieu ne me connaît pas, comment puis-je le connaître ? Je n'abandonnerai donc pas mes plans personnels. Je fais seulement ce qui me plaît, ce que je sais et ce que je comprends… Une chose est certaine : s'il y a un Dieu, alors il ne me connaît pas. »

Cette manière purement égocentrique et « horizontale » de percevoir l'existence nous confine dans le domaine du changement et de la mort : tout ce qui naît doit mourir un jour ; cette vision « unidimensionnelle » nous emprisonne dans le champ des limites et du périssable, entraînant des angoisses, des peurs, des insécurités, bref une souffrance continuelle.

La foi nous introduit dans une autre dimension de la réalité, non soumise au changement et à la mort. Dès lors, nous sommes en sécurité dans les bras de Celui qui peut tout et à qui nous devons tout :

« Qui t'a créé ou t'a donné la vie ? Dieu seul ! Pourquoi ne vois-tu pas que tu ne peux pas te créer toi-même ? Mais moi, j'invoque Dieu et lui demande tout ce qui est nécessaire à la vie… la nourriture, la boisson et tout ce dont l'homme a besoin, ce n'est pas la terre, mais Dieu seul qui les lui a donnés. Les hommes voient ce qui grandit, mais non pas la manière dont cela se fait, ni la raison pour laquelle cela se réalise. Personne, sauf Dieu, ne pourrait maintenir toute l'humanité tout au long des siècles ni seulement remplir de vie le plus petit être qui existe en ce monde. » (Vit. merit., IV, 9)

La reconnaissance de notre origine divine est le premier pas de la guérison : celle de l'âme, « énergie fructifiante », qui dès lors peut nourrir le corps d'une rosée bienfaisante. De cette prise de conscience découle un détachement des objets, des créatures, et un amour des réalités célestes.

Afin de nous rappeler sans cesse Celui que nous n'avons que trop tendance à oublier, notre sainte nous recommande d'invoquer son Nom, de nous recueillir en lui et de le contempler :

« Celui-là habitera là-haut, il se réfugiera en une citadelle bâtie dans le roc, on lui donnera du pain, l'eau ne lui manquera pas. » (Is., 34, 16) Entendons-le ainsi : quiconque passe de droite à gauche, quiconque veille à ce que Dieu repose en un cœur humble et calme, domine le diable, il lutte avec soi-même et il dit : « Dieu de ses yeux m'a illuminé, grâce à ses yeux, je médite sur la gloire que tient dans les ténèbres la lumière, grâce à eux, je puis choisir la voie de l'ascension. Je reconnais que j'ai le choix : la voyance ou l'aveuglement, et je connais le guide que j'invoquerai, pour le jour et pour la nuit. »

Cette invocation fréquente, soit pendant l'oraison, soit pendant l'activité, nous relie au Seigneur et nous place dans le flot de ses grâces :

« Ainsi l'homme qui cherche le nom de Dieu s'élève, il s'impose par la loi une discipline grâce à laquelle il vénère Celui qu'il nomme. » (p. 80)

Cette « discipline » de vénération nous permet de retrouver le contact avec « le grand oublié » ; en nous attachant à sa lumière, nous nous détachons plus facilement des objets créés qui cessent de nous emprisonner dans leur filet.

En effet, notre amie nous dit de l'homme qu'il « tient les éléments du monde dans sa main comme il tient un filet, mais il est lui-même pris dans ce filet. »

Cet emprisonnement est cause de nombreux désordres : l'asthme, par exemple, provient souvent d'une « sensation d'étouffement ». Le « spleen », le mal-être, l'angoisse, certaines phobies… ont aussi leur origine dans cet enfermement dans les limites matérielles. Les existentialistes ont bien décrit cette nausée de l'âme qui entraîne des perturbations humorales pouvant conduire à la folie.

Attachement et libération

L'attachement aux choses de la terre nous lie à ce qui, par nature, est changeant, éphémère, soumis à la destruction ou à la mort. Comment s'étonner qu'une telle vision des choses ne nous plonge dans l'angoisse et le désespoir ? De même qu'un bateau sans quille, ceux qui s'attachent à l'éphémère sont ballotés par les situations, gais quand tout va bien, tristes quand tout va mal. La santé étant caractérisée par « des humeurs douces », il est inévitable que des fluctuations constantes ne génèrent des troubles ou des maladies.

Le souci des biens terrestres s'écrie : « Quel souci pourrait-il être meilleur que le souci de monde ? » (Vit. merit., IV, 14)

Face à ce souci permanent, « l'aspiration au ciel » déclare : « J'ai ma patrie dans les hauteurs ; je suis la vie et la verdeur de toutes les bonnes œuvres et le bracelet de toutes les vertus. Je suis la personnification de l'amour envers Dieu et un élément de toute aspiration à Lui. » (Vit. merit., IV, 15)

La personne qui met sa confiance en Dieu est comme un navire équipé d'une quille solide : les assauts des vagues ne peuvent rien contre lui : « Tu es mon roc et mon rocher, Seigneur, en Toi je me sens en sécurité. »

Aucune situation au monde ne nous donnera jamais cette sécurité, à cause de la nature changeante des événements : ce que je possède aujourd'hui peut disparaître demain ; mes amis peuvent me quitter, ma situation me lâcher, mes proches périr dans un accident et je devrai moi-même me résoudre à quitter cette terre. Une telle perspective est source d'angoisse et de désespoir si je n'établis pas ma confiance et ma vie dans le Seigneur.

L'amour céleste déclare : « Ô douce vie, ô doux embrasement de la vie éternelle, ô bienheureuse félicité en laquelle sont les récompenses éternelles ! Tu es toujours si délicieuse que je ne puis avoir assez de toi. Jamais je ne puis être rassasié de la joie intime qui est en mon Dieu. » (Scivias, III, 3ᵉ vision, 1)

Dans cet amour du Seigneur s'ouvre un autre domaine qui n'est plus soumis aux fluctuations du monde : Dieu se trouvant dans « le centre de l'âme », on ne peut le trouver qu'en descendant dans ce centre, en vivant dans son cœur.

Être centré en Dieu, c'est trouver la stabilité, la paix et la félicité, ce qui relativise l'impact des fluctuations extérieures. On voit les saints subir avec une sérénité étonnante les agressions les plus inouïes, n'hésitant pas à répondre avec humour dans des situations tragiques. Pensons à Saint Laurent sur son grill qui faisait remarquer qu'il était assez cuit d'un côté et qu'on pouvait le tourner de l'autre pour que la cuisson soit uniforme… Masochisme ? Stoïcisme insensé ? Une telle attitude dénote plutôt un équilibre psychosomatique exceptionnel, fondé sur une confiance absolue dans le Seigneur ; elle se joue des pires situations, pour chanter, comme Sainte Blandine au milieu de l'arène, ou pour ôter toute férocité aux fauves affamés, comme Daniel dans la fosse aux lions.

L'agresseur peut même se trouver métamorphosé devant une telle sérénité, tel le loup de Rubio qui perdit toute agressivité devant la douceur de Saint François d'Assise. Les fioretti des saints abondent de tels exemples qui nous donnent un précieux secret : la source intérieure de la vie divine est toujours pleine et jaillissante de la bienheureuse félicité des « récompenses éternelles ». Pour qui vit dans l'éternité, les petits malheurs éphémères perdent de leur importance.

Colère et patience

La colère est une énergie viciée qui occasionne de nombreux maux en perturbant les humeurs, qui entrent alors « en ébullition ». Il s'ensuit des troubles dans différents organes et l'installation de pathologies, digestives notamment : les plexus sont noués, les organes congestionnés, la tension artérielle monte, bref, on assiste à un cataclysme humoral dont les conséquences peuvent être tragiques :

« Si ces humeurs montent au cerveau, elles le contaminent, descendent jusqu'à l'estomac, y engendrent des fièvres, et elles provoquent une longue maladie. L'excès de lymphe contamine les petits vaisseaux de l'oreille, ladite lymphe contamine les vaisseaux pulmonaires et l'homme tousse, peut à peine respirer. L'excès gagne les vaisseaux du cœur, y provoque une douleur qui, gagnant le côté, déclenche une pleurésie, dont les symptômes sont si forts qu'ils rappellent ceux de l'épilepsie… » (p. 53)

La colère s'écrie : « Je foule aux pieds et j'anéantis tout ce qui me contrecarre. Pourquoi devrais-je supporter l'injustice ? (Vit. merit., I, 22) La patience répond : « Quelle que soit la chose que je commence, je continue, je persévère fidèlement, je ne détruis rien… » (Vit. merit., I, 23)

La patience crée une heureuse influence humorale qui maintient l'organisme « dans un équilibre tempéré et dans une juste mesure. »

Gloutonnerie et abstinence

Nous avons vu les dangers de la suralimentation et les bienfaits du jeûne ; on comprendra aisément que la gourmandise, qui consiste à se nourrir de ce dont nous n'avons nul besoin, provoque des troubles de santé, en surchargeant le système de substances inutiles qui l'encrassent et entravent son bon fonctionnement. Le jeûne permet de pallier à ces désordres en purifiant le corps des impuretés accumulées ; c'est ainsi que la sobriété conduit à la santé et la gloutonnerie à la maladie.

La démesure s'exprime ainsi : « Tout ce que je peux désirer et rechercher, je veux en jouir et ne renoncer à rien. Toute incitation de mon corps m'est un véritable plaisir. Comme je suis, je vis, et comme il me convient, j'agis. » (Vit. merit., II, 21)

Cette attitude entraîne tous les excès et les surcharges humorales conduisant à la pléthore et à l'encrassement des tissus. À cela, la mesure répond :

« Toutes les choses qui sont dans l'ordonnance de Dieu se correspondent. En effet, les étoiles brillent de la lumière de la lune, et la lune brille du feu du soleil. Chaque chose en sert une plus élevée, et rien ne dépasse sa mesure. » (Vit. merit., II, 22)

Cette mesure permet de vivre « entre ciel et terre », en intégrant harmonieusement toutes les composantes de notre nature. Il en est de même dans tous les domaines, dans notre comportement vis-à-vis des biens matériels.

Avarice et générosité

Alors que l'avarice rétrécit notre champ de conscience, la générosité ouvre notre cœur ; dans le premier cas, l'énergie stagne et se fige, entraînant des maladies de stase et de sclérose, dans le second cas, elle circule, permettant de nourrir harmonieusement toutes les cellules du corps ; plus on donne, plus on reçoit…

Alors que l'avarice déclare : « Je ramasse tout pour moi et je recueille tout dans mon sein. Plus je rassemble, plus je possède. Quand j'ai autant que je veux, je n'ai plus besoin de mendier à mes semblables leur compassion. » (Vit. merit., V, 12), la véritable générosité sait se contenter des dons reçus et n'hésite pas à donner à son tour :

« Je suis assise sur les étoiles, parce que tous les dons de Dieu me suffisent. Je me réjouis de la douce musique des tambours. Je donne un baiser au soleil et j'embrasse la lune… Il ne me manque rien que mon cœur puisse désirer. Mon vêtement est orné de pierres précieuses, s'il s'agit des necessités de la vie. Toi, Avarice, tu peux parcourir toute la terre, tu ne pourras jamais assez remplir ton ventre ! » (Vit. merit., V, 13)

En ouvrant notre cœur, nous donnons et nous recevons, le muscle cardiaque lui-même bat dans une juste mesure, en réglant le flux et le reflux du sang. De même, l'inspir et l'expir trouvent un bon rythme, et le transit intestinal se régularise. Ainsi, nous évitons les maladies de cœur, de poumon... et de constipation.

Excès et modération

Sainte Hildegarde insiste beaucoup sur la voie du juste milieu qui procure des « humeurs douces » et une bonne santé. Ceci est vrai de l'alimentation qui doit fuir les excès, mais aussi du comportement et des pensées elles-mêmes qui doivent s'écarter des extrêmes :

« Si lesdites humeur, au contraire, par tous les membres se répandent dans un équilibre convenable, si elles ne sont ni trop sèches, ni trop humides, la santé du corps ne s'altère plus. Nous avons une science aiguë, et du bien et du mal. En voici la signification : lorsque les pensées de l'homme n'ont ni une dureté excessive née de leur sauvagerie, ni une excessive lubricité née de leur facilité, si aussi bien selon l'homme que selon Dieu, dans l'honnêteté des mœurs, elles conservent une composition bonne et décente, au corps par la douceur elles confèrent le repos, et elles donnent à la science de l'homme la subtilité. Nous ne penchons plus alors ni vers la droite ni vers la gauche : nous fuyons la faveur du monde et, grâce au soutien d'une foule de vertus, nous aspirons aux joies du ciel, ainsi que nous le lisons au chapitre 7, verset 2, du « Cantique des Cantiques » :

« Que tes pieds sont beaux dans tes sandales, fille de prince ! » Voici comment il faut le comprendre : toi qui en ton cœur dans les bonnes œuvres te délectes, toi qui à Dieu aspires, à Dieu qui te confère l'espérance de la vie éternelle, cette espérance qui dans la joie resplendit comme à son lever le soleil, à tous tu fais montre des pas merveilleux que tu accomplis sur les traces du Fils de Dieu, quand tu t'imposes, en tes sandales, la domination de la chair. »

C'est en effet dans ces lois d'équilibre que nous cessons d'être esclaves de nos passions pour devenir libres enfants de Dieu, à la suite du Christ, notre Maître. En lui faisant pleinement confiance, nous le suivons sur les chemins de la perfection de l'amour :

« La confiance engendre un second souffle, la constance, et cette constance mène à la plénitude de la perfection. » (p. 30)

Nous avons vu comment les vertus étaient source de viridité, de salut. Elles convergent toutes pour produire la récompense suprême de toute la vie spirituelle : la béatitude.

Les huit béatitudes

La félicité ne peut être complète sur la terre, elle est réservée au ciel et cependant, nous pouvons en connaître un goût dès ici-bas : « Toutes ces vertus ont des fonctions différentes, mais dans un but unique : la béatitude. » (p. 30)

Cette béatitude est le grand remède universel qui guérit tous les maux : grâce à elle, les pires problèmes n'ont plus d'effet destructeur, les ennemis manquent leur cible car il n'y a plus rien à vaincre, la bataille est achevée faute de combattant ; nous sommes parvenus à l'union divine, au mariage spirituel, « à la fin du voyage », qui nous conduit tout droit dans les cieux :

« Les huit béatitudes en effet, qui vivent dans la perfection des vertus décrites, qui proclament l'amour de Dieu et de son prochain, mettent tout leur zèle à communiquer leur souffle au désir des croyants, jusqu'à ce que ceux-ci, même s'ils sont de bien des façons les esclaves du siècle, oublient les soucis temporels et se hâtent de rejoindre les biens célestes. » (p. 43)

Alors que la tristesse nous détruit et génère des humeurs empoisonnées, la joie de vivre et les moments de béatitude sont source de guérison ; grâce à elles, la viridité, la défense immunologique acquièrent toute leur vigueur. Ainsi que nous le disent les Proverbes : « Un cœur joyeux favorise la guérison et un esprit attristé dessèche les membres. » (Pr. 17, 22) Toutes les cellules se réjouissent lorsque l'âme chante et loue le Seigneur ou lorsqu'elle se plonge dans l'abîme de la félicité divine : « Mon âme glorifie le Seigneur, exulte mon esprit en Dieu mon Sauveur », nous dit la Vierge Marie dans son Magnificat.

Après ces guérisons intérieures opérées par la vie de prière et la pratique des vertus chrétiennes, nous demanderons à notre amie quelques joyaux pour soulager nos maux de la terre et nous donner un avant-goût des joies du ciel.

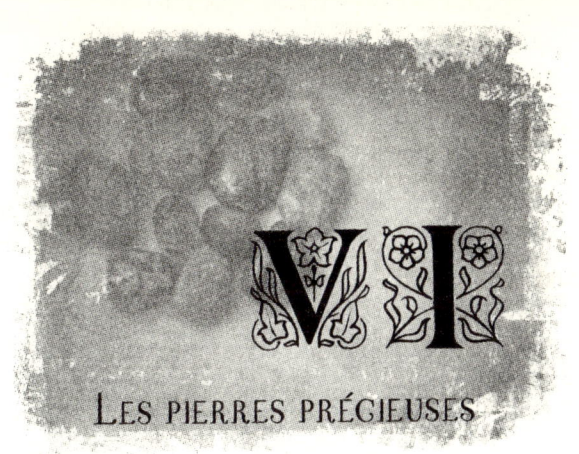

VI

LES PIERRES PRÉCIEUSES

*Lorsque, au commencement,
l'Esprit de Dieu planait sur les eaux…*
Sainte Hildegarde

Sainte Hildegarde nous parle des vertus curatives remarquables des pierres précieuses. Cette partie de son œuvre la fit même suspecter par de mauvaises langues de s'intéresser à un sujet peu adapté à son état ! Cependant, elle avait des raisons métaphysiques et théologiques élevées, qui la poussaient à parler des joyaux que le Créateur disposa dans son jardin pour notre joie et notre santé.

Dans le « calendrier de la création », c'est après la naissance des arbres et des plantes, au quatrième jour, qu'elles apparurent dans tout leur éclat. Elles possèdent un grand pouvoir protecteur, chacune gardant cependant sa particularité, sa vertu toute spéciale qui la différencie radicalement des autres.

Leurs pouvoirs sont si étendus qu'ils permettent de venir à bout de maladies très graves dont le traitement est à ce jour inconnu (maladies mentales et psychiatriques). Notre amie nous révèle d'où elles tiennent leur puissance :

« Dieu orna de pierres précieuses le premier ange. Lucifer se vit briller en elle comme dans un miroir. D'elles, il tirait son savoir. Il sut que Dieu voulait encore faire des choses merveilleuses avec les pierres précieuses. Il se révolta contre Lui et perdit ainsi sa splendeur. Mais Dieu ne voulut pas laisser disparaître les vertus des pierres précieuses. Il désira les maintenir sur terre pour qu'elles puissent agir comme de bons remèdes. » (PL 1249/1250)

Elles sont donc un cadeau du ciel offert à l'homme pour sa protection et sa santé. C'est comme si elles portaient en elles un reflet de la Divinité, qui nous enveloppe d'un manteau pour nous mettre à l'abri des forces des ténèbres : elles chassent les esprits mauvais, qui les redoutent. Bien que de nos jours, nombre de chrétiens aient cessé de croire au démon, il est mis en fuite par la présence de certaines pierres :

« Lors de cette chute du Diable, tout son pouvoir fut transféré dans les pierres précieuses. C'est pourquoi il les évite et les craint, jour et nuit. » (Ph1, p. 230) Est-ce un effet magique ?

« Nous n'obtiendrons que d'honnêtes et bons effets avec les pierres précieuses et non pas les effets de la séduction, de la luxure, de l'adultère, de l'hostilité, de l'agression et des choses semblables. Étant donné que la nature de ces pierres coûteuses exige droiture et service, elle chasse de l'être humain toute puissance vicieuse qui ne peut cohabiter avec la vertu. » (Ph1, p. 232)

Par droiture et service, nous devons les utiliser, non pour exercer un pouvoir sur nous-mêmes ou les autres (ce serait magie ou sorcellerie), mais dans la voie droite des vertus, au service de Dieu et du prochain (nous sommes aussi notre prochain... le plus proche !).

Dans cet ouvrage, nous n'envisagerons que les effets préventifs des pierres, réservant au livre sur les remèdes leurs effets curatifs en fonction des maladies étudiées.

Nous allons donc essayer de comprendre les influences subtiles des pierres pour consolider nos qualités et remédier à nos faiblesses dans tous les domaines.

Les pierres indiquées ici sont celles que l'on retrouve sur le pectoral du grand prêtre suivant les instructions reçues par Moïse (Ex. 27, 15-21) :

« Tu feras le pectoral du jugement brodé comme l'ephid – tu le feras d'or, de pourpre violette et écarlate, de cramoisi et de fin lin retors. Il sera carré et double, d'un empan de long et d'un empan de large. Tu le garniras de pierres serties disposées sur quatre rangs : *une sardoine, une topaze, une émeraude* pour la première rangée ; pour la deuxième rangée *une escarboucle* (grenat), *un saphir et un diamant* ; pour la troisième rangée *une agate, une hyacinthe et une améthyste* ; pour la quatrième rangée, *une chrysolithe, une cornaline et un jaspe* ; elles seront serties dans un chaton d'or... »

Dans le livre d'Ézéchiel (28, 13), on trouve ces paroles du Seigneur Yahvé :

« Tu étais un modèle de perfection, plein de sagesse, merveilleux de beauté, tu étais en Éden, au jardin de Dieu.

Toutes sortes de pierres précieuses formaient ton manteau : *sardoine, topaze, diamant, chrysolithe, onyx, jaspe, saphir, escarboucle (grenat), émeraude...*

Dans l'Apocalypse (21, 19), Saint Jean en parle ainsi dans le passage où l'un des sept anges lui donne la vision de la Jérusalem céleste :

« L'ange mesurait d'après une mesure humaine. Ce rempart est construit en *jaspe,* et la ville est de l'or pur, comme du cristal bien pur. Les assises de son rempart sont rehaussées de pierreries de toute sorte : la première assise est de *jaspe,* la deuxième de *saphir,* la troisième de *calcédoine,* la quatrième d'*émeraude,* la cinquième de *sardoine,* la sixième de *cornaline,* la septième de *chrysolithe,* la huitième de *béryl,* la neuvième de *topaze,* la dixième de *chrysoprase,* la onzième d'*hyacinthe,* la douzième d'*améthyste.* Et les douze portes sont douze perles, chaque porte formée d'une seule perle ; et la place de la ville est de l'or pur, transparent comme du cristal. »

Nous allons étudier les pierres qui peuvent nous aider concrètement à nous prémunir contre certains troubles courants (ou plus rares...).

Il est évident que nous devons utiliser *uniquement des pierres naturelles* et veiller à ce qu'elles ne soient pas synthétiques, ce qui leur ôterait toute efficacité thérapeutique. À cette fin, il est inutile (mais pas interdit !) de se procurer des pierres taillées et coûteuses, les pierres brutes accomplissant parfaitement leur rôle ; on les trouve chez des marchands de minéraux à des prix très bas (de 10 à 80 francs / env. 1,50 à 12 € pour la plupart).

Étant donné l'usage « éternel » des pierres précieuses, l'investissement est dérisoire, ce qui en fait paradoxalement la médecine idéale du pauvre : quel psychotrope à 10 francs (1,50 €) peut apaiser un coléreux pendant quelques dizaines d'années, comme le fait une calcédoine ?

Agate
pour l'intelligence

Commençons par la naissance de cette pierre, que nous trouvons dans le sable des rivières :

« L'agate naît sur une plage de sable qui s'étend de l'Orient au midi. Elle obtient davantage de force par l'air et l'eau que par le feu. Si l'eau diminue et que le sable se montre à la surface, une certaine partie de ce sable est percée par la chaleur du soleil et de l'air chaud. Cette chaleur pénètre alors cette pierre. Quand le niveau d'eau monte à nouveau, elle rince les pierres et les emporte dans d'autres régions. » (PL 1260 B)

Les agates se trouvent en nodules ou en géodes dont la taille varie de quelques millimètres à plusieurs mètres de pourtour. Elles sont multicolores ou de couleurs tendres suivant les régions, parfois riches en arborescences, ainsi que nous le dit Orphée dans son poème des pierres : « Il en est, en effet, dans lesquelles tu verras des arbres, comme dans un jardin en fleurs planté de nombreux arbustes. » Quels bienfaits peut-on attendre de cette pierre ?

« Si on porte sur soi une pierre d'agate, il faut la placer directement sur la peau pour qu'elle se réchauffe. La nature de l'agate rend habile et délicat. Parce qu'elle est née du feu, de l'eau et de l'air, elle rend plus intelligent. On doit la porter sur la peau nue pour qu'elle puisse se réchauffer par la chaleur humaine. » (PL 1260 D)

Calcédoine bleue
pour la paix et la parole

Très répandue au Brésil, en Inde, à Madagascar et en Uruguay, cette pierre était utilisée dans l'Antiquité comme talisman contre l'imbécillité et l'hypocondrie.

« Cette pierre écarte de l'homme la maladie et lui permet de maîtriser la colère ; son comportement devient si pacifique qu'il est difficile de trouver quelqu'un qui puisse, de manière justifiée ou non, l'inciter à la colère.

On doit porter la pierre en sorte qu'elle touche la peau et, si possible, une des veines. Cette veine, puis le sang, prennent la chaleur et le pouvoir inhérent à cette pierre. » (PL 1258 A)

De manière à ce qu'elle puisse toucher les veines à même la peau, on peut en faire un bracelet d'un beau gris-bleu et devenir aussi doux qu'un mouton... tout en améliorant nettement son élocution :

« Celui qui désire améliorer son élocution doit prendre une calcédoine dans sa main, puis l'effleurer de son haleine pour la couvrir de buée. Ensuite, avec la langue, il enlèvera cette buée et il deviendra un bon orateur. »

Améthyste
pour un teint éclatant

Cette pierre violette bien connue, était sensée porter chance et protéger de l'ivresse, comme l'indique son étymologie grecque : « L'améthyste grandit lorsque le soleil montre son halo, comme s'il était couronné. » (PL1259 B)

De par sa couleur, elle invite à la méditation, à l'altruisme, au sacrifice de soi. Elle procure maîtrise, sagesse et abstinence, d'où son usage mystique et religieux. Cette gemme était bien connue des premiers chrétiens qui l'avaient choisie comme symbole du sacrifice, de la pureté et de la chasteté.

Elle dissipe la colère, la peur et l'anxiété. On peut la porter en collier ou en bague et la faire miroiter sous le nez des serpents :

« Serpents et vipères évitent cette pierre d'améthyste et fuient l'endroit où ils la voient. » (PL 1260 B)

Ses vertus lumineuses éclaircissent le teint qui devient éclatant : « Tenir une améthyste sur de l'eau en train de chauffer (jusqu'à ébullition pour condenser la vapeur). La pierre gagne ainsi du pouvoir par exsudation. Puis la plonger dans l'eau et se laver avec cette eau. Une application fréquente rend la peau du visage douce et nette et le visage éclatant. » (PL 1260 A)

Béryl
pour la sérénité

« La pierre de béryl est chaude et grandit en quelques jours de l'écume de l'eau. Ceci se produit régulièrement entre la troisième heure du jour et midi, au moment où le soleil rayonne sur l'écume. » (PL 1252 C)

De couleur bleu-ciel ou vert clair, elle est plus connue dans sa couleur bleue (ou bleue-verte), la belle aigue-marine, qui a des propriétés médicinales identiques. Quant à l'émeraude, bien que de la même famille, elle a ses propres vertus. Le béryl est un contre-poison efficace, mais contrairement aux autres pierres qui sont utilisées entières, il faut dans ce cas utiliser la poudre :

« Dès qu'un être humain a absorbé du poison, il doit racler un peu de pierre de béryl pour obtenir de la poudre. Il doit verser cette poudre dans l'eau et la boire immédiatement. Ce traitement doit être suivi pendant cinq jours et toujours à jeun. Le poison sera rejeté soit par vomissement, soit en allant à la selle. » (PL 1252 C)

Quelles sont ses autres propriétés ?

« Quiconque porte sur lui ou très souvent une pierre de béryl n'est pas querelleur et reste toujours paisible. » (PL 1252 D)

Chrysolithe
pour le savoir-faire

« La chrysolithe naît par la chaleur du soleil, de l'humidité de l'air à partir de midi, et des neuf heures suivantes. Sa force est tellement grande que s'il se trouvait une chrysolithe à côté d'un oiseau nouveau-né ou de tout autre animal, ce dernier marcherait aussitôt » (PL 1256 C)

Elle pourrait ainsi aider pour les troubles de la croissance ou du développement des enfants.

Appelée parfois olivine ou péridot, cette pierre est vert-jaune ou vert olive ; surnommée la « pierre d'or », elle était utilisée par les Égyptiens, les Incas et les Toltèques pour calmer, purifier et équilibrer le corps. Elle favorise la digestion, combat la constipation, la colite, et régénère la rate. Elle était aussi réputée efficace pour chasser les mauvais esprits :

« Même les démons de l'air ont peur de cette pierre… parce qu'ils haïssent l'ordre. » (PL1256 D)

C'est sans doute cette qualité d'ordre qui influence les idées et la pensée pour accroître notre intelligence :

« Cette pierre augmente la connaissance et le savoir-faire. Durant tout le temps que l'on pose une chrysolithe sur son cœur, la connaissance et l'habilité ne font pas défaut. » (PL 1256 D)

Diamant
pour jeûner

« Le diamant est chaud : il se forme sur certaines montagnes de la partie méridionale qui sont pour ainsi dire visqueuses. Semblable à une sorte de verre cristallin, il apparaît au sein de cette masse visqueuse comme s'il en était le cœur tout-puissant… »

On pourrait s'attendre à ce que le diamant soit honoré des qualités les plus extraordinaires, laissant loin derrière lui les pierres bon marché mises à la disposition de tous ; cependant, il n'en est rien, il intervient même pour réduire l'abondance… de nourriture :

« Celui qui est incapable de jeûner mettra aussi un diamant dans sa bouche : cela diminue la faim, si bien que très vite, il sera capable de jeûner. » (Ph1, p. 263)

Les dames qui en portent en pendentif ou en bague et qui souhaitent perdre du poids, faire pénitence ou simplement des économies de nourriture peuvent le sucer de temps à autre… sans l'avaler !

Sardoine
pour la pureté des sens

« Quand un être humain porte une sardoine sur soi contre la peau nue, et l'introduit souvent dans sa bouche afin que sa respiration s'étale sur elle, l'en retire et l'y remet de nouveau, alors son intelligence, sa science et tous les sens de son corps sont fortifiés. Et de même, de cette personne sont enlevés la colère, la sottise et l'indiscipline (la lascivité) ; à cause de cette pureté, le diable la hait et la fuit. » (PL 1253 A)

Hyacinthe
pour la chasteté

« L'hyacinthe naît du feu à la première heure du jour, quand l'air répand de douces chaleurs. »

Ceux qui ont fait vœu de chasteté ou souhaitent la paix des sens trouveront dans cette pierre une aide précieuse :

« Une personne ayant des tentations sexuelles doit toujours avoir près d'elle une pierre d'hyacinthe. Il lui suffit alors de regarder très attentivement cette pierre qui agit sur son cerveau pour apaiser son désir. » (Bâle)

Jaspe
pour résoudre les problèmes

Cette pierre figure dans la Bible (dans l'Exode, Ézéchiel et trois fois dans l'Apocalypse, comme pierre à bâtir, « pierre très précieuse » et la première des douze pierres de base) :

« Une personne désirant réfléchir sur un problème précis ou cherchant un conseil, doit placer une pierre de jaspe dans sa bouche. La force de cette pierre pénètre ainsi dans ses pensées et les dirige de façon favorable. La nature de cette pierre est tellement stable que la personne arrive à une parfaite clarté intellectuelle. » (PL 1257)

Onyx
contre la tristesse

« Lorsqu'une personne se sent triste, elle doit regarder une pierre d'onyx avec une grande attention puis la mettre dans sa bouche. Ainsi, sa tristesse disparaîtra. » (PL 1252 B)

Rubis
contre les mauvais esprits

« Partout où se trouve un rubis, les mauvais esprits ne peuvent agir. Ils fuient la pierre de rubis. » (PL 1259 D)

Aux personnes dont l'humeur est très variable, il est recommandé de porter toujours un rubis sur elles.

Saphir
pour l'intelligence

« Lorsqu'une personne désire améliorer sa compréhension et son intelligence, elle doit placer un saphir dans sa bouche tous les matins à jeun. Elle doit enlever la pierre de sa bouche au moment où elle est recouverte de salive. Puis elle doit faire chauffer un peu de vin et placer ce saphir dans ce vin chaud. En le buvant, elle recevra du bon sens, deviendra plus intelligente et tout ceci fera le plus grand bien à son estomac. » (PL1253 C/D)

Sardonyx
pour des perceptions claires

« Lorsqu'une personne porte une pierre de sardonyx sur la peau nue et la met très souvent dans la bouche, pour que son haleine passe sur cette dernière, toutes ses perceptions sensorielles ainsi que son savoir sont amplifiés. Toutes sortes de colères, stupidités et indisciplines sortent de cette personne. » (PL 1253 A)

Ces joyaux, qui sont comme un reflet de la splendeur de Dieu, peuvent être aussi nos compagnons d'une santé « entre ciel et terre » et nous permettre de nous rapprocher de l'équilibre, dans tous les aspects de notre vie. Nous les porterons non dans l'esprit de séduction, mais dans le respect de leur rôle plus précieux que leur valeur marchande : celui de nous offrir sur terre une image du Bien-Aimé, de nous aider à goûter les prémisses du Royaume.

D'après les docteurs Gottfried Hertzka
et Wighard Strehlow, *Manuel de la médecine
de Sainte Hildegarde* (voir bibliographie)

Conclusion

> *Dans la forme de l'homme, c'est la totalité
> de son œuvre que Dieu a consignée.*
> Sainte Hildegarde

Nous voici parvenus au bout d'un voyage qui ne fait que commencer ! Remercions notre amie de nous avoir guidés sur les chemins de la santé, en nous indiquant les moyens de ne pas « tomber » malades et de maintenir une vitalité pleine de joie de vivre.

Cependant, parce que la santé proposée se situe dans un juste équilibre entre ciel et terre, il ne s'agit pas d'attendre que tout nous vienne d'en haut sans aucun effort personnel : il convient de bien comprendre les principes exposés et surtout de les mettre en application !

Ceci suppose une réforme de vie dont les fruits dépassent largement le cadre de la santé du corps pour trouver des prolongements dans « l'histoire du salut » : il ne s'agit rien moins que de redécouvrir notre conformité avec le Seigneur qui nous donna la vie et vint nous proposer de recouvrer la santé grâce à la Rédemption.

Il est vrai que nous devons nous prendre en mains, réorienter notre alimentation, notre vie spirituelle. Peut-être quelques sacrifices seront-ils nécessaires, comme de jeûner de temps en temps, réduire les temps de télévision, consacrer plus de temps à la prière ou à l'oraison… Cependant, les fruits ne se limiteront pas à des avantages matériels, mais mûriront jusque dans la vie éternelle.

Nous redécouvrirons avec émerveillement notre unité intérieure, les richesses insoupçonnées qui résident au plus profond de nous-mêmes, et plus encore, une sérénité inaltérable dans les difficultés, l'harmonie et la paix avec nous-mêmes, avec notre environnement, avec Dieu.

Quelle joie de renaître à une nouvelle existence, quels que soient notre âge ou notre état de vie ! Les aléas de la vieillesse, les morsures du temps et les insécurités de l'époque n'auront plus la force de briser notre harmonie intérieure : comme des enfants, nous pourrons vivre l'éternel présent, nous réjouissant de la beauté de la création. Oui, notre amie nous invite à *une nouvelle naissance* : chasser la dépression, la tristesse, goûter une joie de vivre contagieuse, capable de transformer les événements et les êtres, en glorifiant toute la création.

Par-dessus tout, elle nous replace dans le plan d'amour du Seigneur, qui nous appelle toujours davantage à le rejoindre dans son Royaume ; et ceci dès cette vie, en le découvrant au plus profond de nous-mêmes et dans chaque parcelle de sa création. Ce nouveau regard ne considère pas le monde comme un ensemble d'objets à acquérir, mais comme un jardin fleuri (malgré ses épines) où nous sommes invités à danser et à chanter avec le vent, les oiseaux, le gazouillis des sources…

Pour cela, nous avons besoin de purifier notre regard et notre cœur, réapprendre l'innocence des tout-petits, nous abandonner aux motions de l'Esprit comme une feuille dans la brise… notre instinct conquérant doit s'apaiser pour devenir respect, admiration, appréciation, émerveillement : il ne doit plus rester de velléité dans le cœur, mais une capacité d'amour vis-à-vis de tout ce que nous rencontrons dans le monde animé ou inanimé.

Dès lors, notre santé ne peut plus être un privilège isolé qui ferait injure aux moins nantis, elle devient rayonnante, car elle prend sa source dans le jardin embaumé de la vie divine.

Cette santé n'est pas arrogante, elle n'écrase personne ni ne se complaît en elle-même, elle s'épanouit en donnant toujours davantage. Elle grandit en se dépensant, se conquiert en se perdant, se déploie en s'anéantissant dans le don de l'Amour. En ouvrant notre cœur au cadeau du ciel proposé par notre amie, puissions-nous être éclairés nous aussi par la lumière qu'elle reçut du ciel !

Prions Sainte Hildegarde de nous guider sur le chemin de sainteté qu'elle a suivi avant nous, afin que nous devenions des instruments dociles dans les mains du Seigneur pour glorifier sa création et préparer « un petit ciel sur la terre ».

Bibliographie

Hildegarde de Bingen, *Le livre des œuvres divines,* B. Gorceix, 1989, Spiritualités vivantes, Albin Michel.

Hildegarde de Bingen, *Les plantes médicinales,* G. Delley, Éd. Hildegarde BHG, Postfach 324, CH-4010 Bâle.

Hildegarde de Bingen, *Physica,* Éd. Hildegarde BHG, Postfach 324, CH-4010 Bâle.

Hildegarde de Bingen, *Le livre des subtilités des créatures divines,* Physique 1989, Jérôme Millon, tome 1 : les plantes, les éléments, les pierres, les métaux.

Hildegarde de Bingen, *Le livre des subtilités des créatures divines,* Physique 1989, Jérôme Millon, tome 2 : les arbres, les poissons, les oiseaux, les animaux, les reptiles.

Manuel de la médecine de Sainte Hildegarde, Dr Gottfried Hertzka, Dr Wighard Strehlow, 1989, Éd. Résiac.

Voilà comment Dieu guérit, Dr Gottfried Hertzka, 1987, Éd. du Parvis.

Médecine des pierres précieuses de Sainte Hildegarde, Dr Gottfried Hertzka, 1990, Éd. Résiac.

L'essentiel de la doctrine d'Hippocrate, Dr Paul Carton, extrait de ses œuvres, Librairie Le François, 1977.

Changer d'alimentation, Pr H. Joyeux, prévention des cancers, O. E. I. L.

Jeûner, guérison et fête du corps et de l'esprit, René Lejeune, Éd. du Parvis.
Sauvez votre corps, Dr C. Kousmine, 1989, R. Laffont.
Puissance de la louange, Merlin Carothers, Éd. Foi et Victoire.
La guérison des Souvenirs, Dennis et Matthew Linn, Desclée de Brouwer.

DU MÊME AUTEUR

L'Oraison du cœur, un chemin vers Dieu, Éd. St Paul
Sept leçons sur l'Oraison du cœur, Éd. Médiaspaul
Rencontre avec Dieu, Éd. Mame
Guérir ses blessures intérieures, Éd. Jouvence
À la lumière de l'Évangile (uniquement chez l'auteur)

Le site internet de l'Association Francophone de Guérison des Blessures Intérieures, dont l'objet est de transmettre dans son authenticité l'enseignement de Daniel Maurin sur la Guérison des Blessures Intérieures (G.B.I.) :

http://afgbi.com

Le site de l'auteur :

http://danielmaurin.free.fr

Dans la même collection :

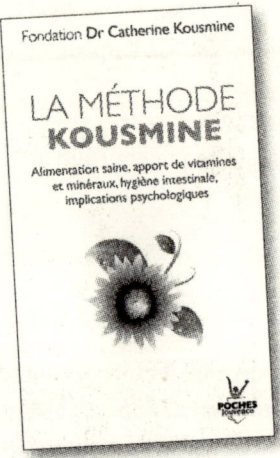

La méthode Kousmine (n.e.)

Alimentation saine, apport de vitamines et minéraux, hygiène intestinale, implications psychologiques

Dr Catherine Kousmine

Grand classique de l'alimentation santé, voici ce best-seller enfin disponible au format poche !

Et si la cause essentielle de nos maladies résidait dans nos erreurs alimentaires ? Et si le rétablissement de la santé se faisait par le rééquilibrage des fonctions d'assimilation, d'élimination et de défense ? Le docteur Catherine Kousmine a élaboré sa méthode de prévention et de guérison des maladies dégénératives ainsi que le maintien du bien-être vital. Pour la première fois, ce sont des médecins qu'elle a formés qui s'expriment ici.

288 pages • 12,70 €

Dans la collection Jouvence Santé :

Petit traité de naturopathie

Pour être au top au naturel !

Christopher Vasey

Préface de Daniel Kieffer

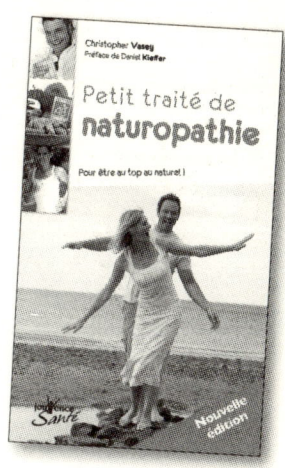

Découvrez tous les secrets de santé, de bien-être et de forme, que la naturopathie met à votre disposition !

Grâce à ce petit livre bien complet, apprenez comment réagir face à la maladie et comment mettre en place une stratégie à long terme pour que santé rime avec quotidien.

160 pages • 14,70 €

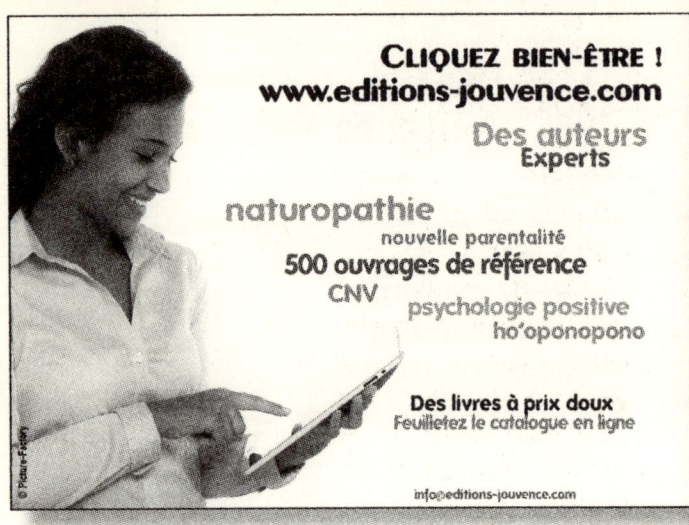

Achevé d'imprimer le 07/11/2012
sur les presses de l'imprimerie Nørhaven

Dépôt légal : 02/2012
Imprimé au Danemark

Ce livre est imprimé par Nørhaven, qui possède une certification
environnementale qui assure une stricte application des règles concernant
l'utilisation de papiers issus de forêts exploitées en gestion durable, et
d'encres à base d'huiles végétales et d'eau, le recyclage et le traitement
systématique des déchets, la réduction des besoins énergétiques
et le recours aux énergies renouvelables.